Nils Horn

Yoga Grundwissen

Die besten Übungen und Geschichten aus dem Yoga. Finde deinen Weg der Gesundheit, Entspannung und Spiritualität. Yoga hält unseren Körper beweglich, kräftigt unsere Muskeln, aktiviert unsere Lebensenergie und macht unseren Geist positiv. Yoga hilft uns, das Leben zu meistern, unsere Gesundheit zu bewahren und das Glück in unserer Welt wachsen zu lassen. Yoga ist so unermesslich, dass man es sich als normaler Mensch kaum vorstellen kann.
(Bildquelle Wikimedia Commons, WikiHow und eigene Bilder)

Verleger: Lulu.com, Standard Copyright License

ISBN: 978-1-326-89130-5

Inhalt

Einführung

Es war einmal eine arme Frau. Sie hatte es schwer in ihrem Leben. Sie versuchte, in einer Beziehung glücklich zu werden. Aber alle ihre Beziehungen waren gescheitert. Sie versuchte, im Beruf glücklich zu werden. Aber in ihrem Beruf erfuhr sie nur Stress, Kampf und Egoismus. Im Laufe der Jahre erschöpfte sich ihre innere Energie immer mehr.

Sie lebte alleine, ohne Mann, ohne Arbeit, ohne tieferen Lebenssinn und ziemlich frustriert. Jeden Tag fernsehen und Süßigkeiten essen war auf die Dauer auch nicht der Weg zum großen Glück. Irgendwie war die Frau auf der Suche nach einem erfüllten Leben.

Eines Nachts erschien ihr der Yoga-Gott Shiva im Traum. Er sprach zu ihr: "Heute ist dein Glückstag. Du kannst aus deinem Leben einen Glücksweg machen. Du hast drei Wünsche frei." Die Frau wünschte sich Liebe, Kraft und Glück.

Am nächsten Tag ging sie wie von einer unsichtbaren Hand geführt in eine Buchhandlung. Sie kaufte sich ein Yogabuch und arbeitete es gründlich durch. Sie machte jeden Tag morgens, mittags und abends ihre spirituellen Übungen. Sie betete zu den erleuchteten Meistern, las in einem spirituellen Buch, ging regelmäßig spazieren, praktizierte ihre Lieblings-Yogareihe und meditierte vor dem Schlafengehen.

Sie übte nicht viel, aber regelmäßig. Und vor allem effektiv und mit innerem Gespür. Sie spürte jeden Tag genau in sich hinein, was sie wann auf welche Art brauchte. Sie konzentrierte sich auf die fünf Eigenschaften Selbstdisziplin, Weisheit, Lebensfreude, umfassende Liebe und inneren Frieden. Dadurch überwand sie ihre Schwäche, ihre Ängste, ihre falschen

Sehnsüchte und ihre Selbstzweifel.

Mit den Yogaübungen gelang es ihr, ihre Kundalini-Energie zu erwecken. Plötzlich hatte sie viel Kraft und Glück in sich. Sie gab ihr Wissen auf ihre Art an ihre Mitmenschen weiter und öffnete dadurch ihr Herzchakra. Sie gelangte in die Energie der umfassenden Liebe. Sie lebte ab jetzt im Schwerpunkt für das Ziel einer glücklichen Welt, fand ihre persönliche Aufgabe und wurde eine Lichtbringerin. Yoga hatte aus ihrem Leben einen Weg der Gnade gemacht.

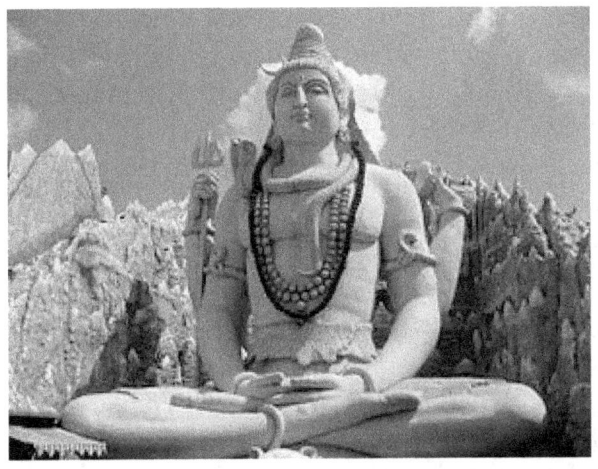

Was ist Yoga ?

Wikipedia: *"Yoga ist eine indische philosophische Lehre, die geistige und körperliche Übungen umfasst. Der Begriff Yoga (anjochen) kann als spirituelles Üben („Anspannen") und als Hinweis auf das spirituelle Ziel (Erleuchtung, Verbindung mit*

*Gott) verstanden werden. Die Asanas (Körperübungen)
wurden in der Hatha Yoga Pradipika beschrieben. Im
„modernen Yoga" liegt der Schwerpunkt in der Praxis des
Yoga, die eher meditativ oder eher körperbezogen sein kann.
Unter Hinweis auf die positiven Auswirkungen der
Übungspraxis betrachtet man Yoga als Beitrag zur
persönlichen Entwicklung, weitgehend unabhängig von
religiösen oder weltanschaulichen Überzeugungen."*

Der Weg des inneren Glücks

Was einen Menschen hauptsächlich daran hindert auf einer
tiefen Ebene glücklich zu sein, sind seine inneren
Verspannungen (Samskaras, Vasanas). Sie rauben ihm seine
Kraft, zerstören sein Wohlgefühl, beeinträchtigen seinen
inneren Frieden und seine geistige Positivität. Ein in sich stark
verspannter Mensch neigt zu negativen Gedanken. Die Liebe
zu sich und seinen Mitmenschen ist blockiert. Die inneren
Verspannungen stammen häufig bereits aus der Kindheit.

Wenn innere Verspannungen aufgebaut werden können, können
sie grundsätzlich wieder abgebaut werden. Das ist die gute
Botschaft für alle verspannten Menschen. Die nicht so
erfreuliche Botschaft ist, dass das ziemlich lange dauern kann.
Der Aufbau der Verspannungen ist über viele Jahre entstanden.
Wir brauchen deshalb auch meistens viele Jahre, um die
Verspannungen wieder abzubauen. Aber der Aufwand lohnt
sich immer. Wir vermeiden dadurch viele Krankheiten im Alter.
Und wir erhalten ein glückliches Leben voller Frieden, Kraft,
Liebe und Freude.

Ein kluges Leben besteht darin, jeden Tag so viele Übungen zu
machen, dass die inneren Verspannungen immer weniger
werden. Wir sollten so leben, dass wir zum Licht und nicht zur

Dunkelheit hinwachsen. Die meisten Menschen in der heutigen Zeit marschieren in die verkehrte Richtung. Sie leben egoistisch und gestresst. Sie bauen im Laufe des Lebens immer mehr Verspannungen auf. Sie enden im Burnout, in der Krankheit, Negativität und Depression.

Verspannungen können im Körper und im Geist sitzen. Grundsätzlich sind beide Bereiche miteinander verbunden. Damit wir uns umfassend von unseren inneren Verspannungen befreien, sollten wir Übungen für beide Bereiche praktizieren. Inneres Glück entsteht auf einer tiefen Ebene erst dann, wenn der Körper und der Geist von den Verspannungen gereinigt sind.

Gute Körperübungen sind Gehen, Radfahren, Schwimmen, Yoga und Meditation. Gute Geistesübungen sind das tägliche Lesen in einem spirituellen Buch, die Visualisierung positiver Vorbilder, die Arbeit mit positiven Sätzen (Mantras) und die ständige Gedankenbeobachtung (positives Denken). Wir sollten die Übungen herausfinden, die für uns persönlich optimal wirksam sind.

Hatha Yoga Pradipika

Wikipedia: *Hatha Yoga ist eine Form des Yoga, bei der das Gleichgewicht zwischen Körper und Geist vor allem durch körperliche Übungen (Asanas), durch Atemübungen (Pranayama) und Meditation angestrebt wird. Der Begriff Hatha Yoga wurde in der Hathapradipika verwendet, einer Yogaschrift aus dem 15. Jahrhundert. Hatha Yoga war anfänglich zur Unterstützung der Meditation konzipiert, erfreute sich jedoch rasch großer Beliebtheit und wurde schon bald als eigenständige Yoga-Form betrachtet. Im westlichen Kulturkreis versteht man unter Yoga oft hauptsächlich Hatha*

Yoga. Inzwischen existieren eine Vielzahl von wissenschaftlichen Studien zu den positiven Auswirkungen von Hatha-Yoga auf gesundheitliche Beschwerden. Gelindert werden können beispielsweise Schlafstörungen, Rückenschmerzen, Bluthochdruck (Hypertonie), chronische Kopfschmerzen, Herzinsuffizienz und Asthma bronchiale.

- Zitate aus der Hatha Yoga Pradipika: *Der Yogi soll Hatha-Yoga an einem abgeschiedenen Platz üben. Die guten Wirkungen des Yoga werden durch die folgenden 6 Ursachen zerstört: zuviel essen, zuviel Anstrengung, zuviel Geschwätzigkeit, zuviel Verhaftetsein an extremen Gebräuchen, zuviel Gesellschaft und zuviel Unbeständigkeit. Die folgenden 6 Ursachen bringen schnellen Erfolg: Mut, Kühnheit, Ausdauer, klarer Verstand, Vertrauen und Abgeschiedenheit.*

- *Ob jung oder alt, dürr oder krank, jeder wird durch Yoga erfolgreich sein. Mit Hilfe verschiedener Asanas (Yogaübungen) und Kumbhakas (Atemübungen) erreicht man, dass die innere Kraft erwacht. Nachdem der Yogi die Energiekanäle durch seine Yogaübungen gereinigt hat, wird er fähig, die Energie zu lenken.*

- *Wenn die schlafende Kundalini Energie durch das Wohlwollen eines Gurus erwacht (Einweihung, Segnung, Energieübertragung), dann werden alle Energieblocken beseitigt. Der Yogi erreicht mühelos Samadhi (Erleuchtung). Dieses Stadium kann man nicht mit Worten beschreiben. Man erkennt es nur durch Selbst-Erfahren. Unaufhörliche Freude entsteht.*

Karma Yoga

Karma-Yoga ist der Weg der umfassenden Liebe. Auf diesem Weg gelangt man zur Erleuchtung, indem man das Glück seiner Mitmenschen wichtiger nimmt als sein eigenes Glück. Man lebt im Schwerpunkt nicht für seinen eigenen Genuss, sondern für das große Ziel einer glücklichen Welt. Wenn wir als Yogis den Wunsch nach einer glücklichen Welt pflegen, dann wachsen wir dadurch immer weiter in den Zustand der Erleuchtung hinein.

Das Geheimnis dieses Wunsches ist die spirituelle Verbindung von Innen- und Außenwelt. Wir sind geistig nicht getrennt von unseren Mitwesen. Ihr Glück färbt auf uns ab. Wer in sich das Ziel einer glücklichen Welt pflegt, erschafft dadurch das Fundament zu einer tiefen Positivität. Wenn wir jeden Tag allen Wesen um uns herum Licht senden, dann wird eines Tages das Licht unsere ganze Seele durchdringen. Wenn wir regelmäßig der Welt etwas Gutes tun, dann belohnt uns die Welt mit einer positiven Psyche.

Auf dem Weg der umfassenden Liebe gibt es eine große Gefahr. Wir können uns überfordern. Wir können zu viel arbeiten und dadurch unsere Glücksenergie verbrauchen. Ein Karma-Yogi muss seinen spirituellen Weg mit den beiden Beinen Liebe und Ruhe gehen. Er muss im Gleichgewicht von Ruhe und Aktivität leben. Er muss immer auch gut für sich selbst sorgen. Sonst funktioniert der Weg des Karma-Yoga nicht. Sonst verbraucht er sich beim Karma-Yoga. Dann endet er nicht bei der Erleuchtung, sondern bei der totalen Erschöpfung.

Der Begründer des indischen Yoga, der erleuchtete Weise Patanjali, lehrte in seinem Yoga-Sutra die vier Eigenschaften Gelassenheit, umfassende Liebe, Mitgefühl und Mitfreude. Mitgefühl, Mitfreude und Liebe verkörpern die Essenz des Karma-Yoga-Weges. Mitgefühl erweckt den Wunsch zu helfen. Die Liebe bringt den Yogi zum aktiven Tun. Und die Mitfreude belohnt ihn auf seinem Weg.

Als erste Eigenschaft eines Karma-Yogis nannte Patanjali bewusst die Gelassenheit. Diesen Begriff kann man auch mit Gleichmut, in der Ruhe leben, im Licht leben übersetzen. Er steht in einem scheinbaren Widerspruch zu den anderen drei Eigenschaften. Tatsächlich weist der Begriff Gelassenheit jedoch darauf hin, dass ein Karma-Yogi aus der Ruhe (dem eigenen inneren Glück) heraus seinen Weg der Liebe gehen sollte.

Swami Sivananda prägte den Satz: "Liebe, diene, gib, meditiere, reinige und verwirkliche dich." Es gibt zwei große Ziele, die ein Mensch haben kann. Er kann nach Erleuchtung streben. Und er kann für eine glückliche Welt arbeiten. Am besten verbinden wir beides miteinander.

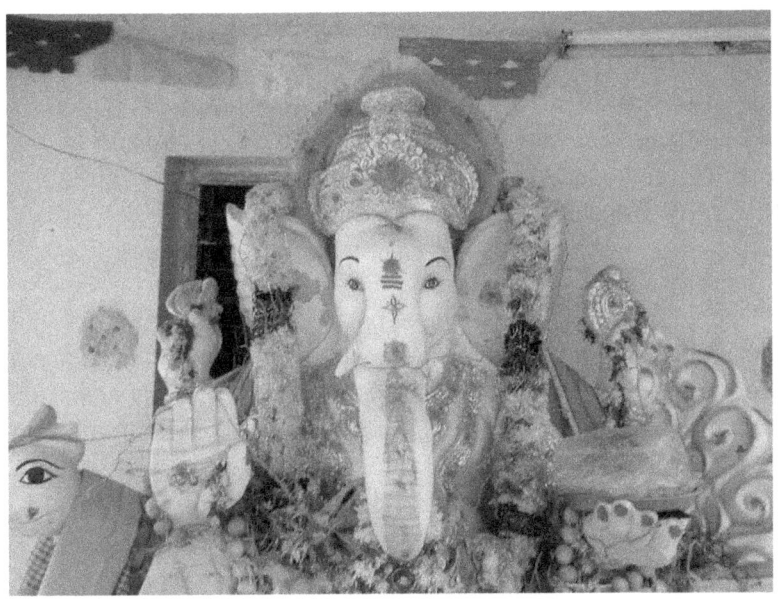

Wie übt man Yoga?

Die zehn Prinzipien des Yoga

Die Grundlage des Yoga ist das Yoga-Sutra von Patanjali. Darin stellt der erleuchtete Yogaweise Patanjali zehn Grundsätze für das erfolgreiche spirituelle Üben auf.

1. Gewaltlosigkeit (Ahimsa) = Keine anderen Wesen töten. Friedfertig sein. Sanftmütig leben.

2. Wahrhaftigkeit (Satya) = In der Wahrheit leben. Grundsätzlich ehrlich zu sich selbst und anderen sein.

Konsequent aus der persönlichen Wahrheit (Richtigkeit) heraus leben. Eine Lüge ist nur in gut begründeten Ausnahmen zulässig, zum Beispiel wenn man mit einer Lüge das Leben eines anderen Menschen retten kann. Ein Yogi schweigt in einer Zweifelssituation. Wer konsequent in der Wahrheit lebt, der strahlt Wahrheit aus.

3. Rechtschaffenheit (Asteya) = Nicht stehlen und nicht betrügen. Ein Yogi ist im Berufsleben grundsätzlich ehrlich. Er strebt nicht nach ungerechtfertigtem Vorteil, sondern sucht den gerechten Ausgleich (fairer Handel). Einem Yogi kann man im Berufsleben grundsätzlich vertrauen. Er gibt seinem Geschäftspartner eher etwas zu viel als zu wenig. Wer im Geschäftleben gerecht handelt, erzeugt kein schlechtes Karma.

4. Weisheit (Brahmacharia) = Im Schwerpunkt spirituell leben (in Brahma leben/in Gott leben). Brahmacharia kann man auch mit sexueller Enthaltsamkeit übersetzen. Das würde aber nicht zum westlichen Yogaweg passen. Außerdem hat die Hatha-Yoga-Pradipika den Yoga Patanjalis durch den Weg des Tanta-Yoga ergänzt. Sex ist also nicht mehr verboten, sondern sollte nur weise gelebt werden (Wahrheit, Liebe, Treue). Der Weg der sexuellen Enthaltsamkeit ist aber weiterhin ein möglicher Yogaweg. Jeder sollte herausfinden, was für ihn persönlich passt.

5. Einfachheit (Aparigraha) = Mäßigung in äußeren Genüssen. Ein spiritueller Mensch lebt grundsätzlich äußerlich bescheiden und innerlich reich. Ein Yogi verbraucht seine Energie nicht im äußeren Tun, sondern lebt so ruhig, dass sie sich nach innen wendet und seinen Körper von innen her reinigt.

6. Verehrung des spirituellen Ziels (Ishvara, die persönliche Gottheit) = Damit wir unseren spirituellen Weg nicht verlieren, ist es notwendig, dass wir uns immer wieder auf unser spirituelles Ziel besinnen. Hilfreich ist es ein persönliches spirituelles Vorbild zu haben (Shiva, Brahma, Vishnu, Krishna, Ganesha, Lakshmi, Durga, Kali, Sarasvati). Wir können ein Bild verehren, uns vor einer Statue verbeugen oder ein Mantra (Gebet) sprechen.

7. Egoopfer (Shaucha, Läuterung/Reinigung) = Der Weg ins Licht führt durch die Kreuzigung des Egos. Die zehn Ego-Eigenschaften sind Stolz, Neid, Habsucht, Genusssucht, Angst, Wut, Trauer, Unmäßigkeit, Faulheit, Unweisheit. Ohne ein Egoopfer gibt es keine Erleuchtung. Richtig zu opfern ist eine Kunst. Wer zu viel opfert, verspannt sich innerlich. Wer zu wenig opfert, löst seine Egoverspannung/Anhaftung nicht auf.

8. Zielstrebigkeit (Tapas) = Ein klarer Entschluss (Gelöbnis), ein klarer Plan und ein konsequenter Weg des Übens. Tapas bedeutet ein diszipliniertes Leben zu führen. Wer eine klare Zielorientierung und genug Ausdauer hat, der siegt auf dem spirituellen Weg.

9. Selbsterforschung (Svadhyaya) = Svadhyaya bedeutet Selbststudium. Das Wort "Svadhyaya" setzt sich aus Sva (Sanskrit für selbst, zu mir gehörig) und Adhyaya (Sanskrit für Untersuchung, Erforschung) zusammen. Demnach steht Svadhyaya für Selbsterforschung. Um insgesamt bewusster zu werden, soll das eigene Denken und Handeln beobachtet, reflektiert und kritisch hinterfragt werden. Wir sollten immer

wieder über uns nachdenken, uns auf unsere Ziele besinnen und unseren Weg finden. Wer sich regelmäßig auf sich selbst und seinen spirituellen Weg besinnt, verläuft sich nicht in der heutigen Konsumwelt. Hilfreich ist es regelmäßig zu den erleuchteten Meistern zu beten, ihre Bücher zu lesen und Mantras zu denken (Bhajans zu singen).

10. Zufriedenheit (Santosha) = Gelange in die Zufriedenheit mit dir und deinem Leben. Welcher Gedanke hilft dir in die Zufriedenheit zu kommen? "Mein Gedanke der Zufriedenheit ist ..."

Die fünf Grundsätze der Gesundheit

Die fünf Grundsätze der Gesundheit schenken uns ein langes, gesundes und glückliches Leben. Wenn wir nach diesen Grundsätzen leben, können wir die meisten Krankheiten vermeiden. Wenn wir trotzdem einmal krank sind, werden wir erheblich schneller gesund.

1. Ernähre dich gesund. Eine gesunde Ernährung besteht aus frischer, vielseitiger, vitamin-, spurenelement- und mineralienreicher Nahrung: Obst, Gemüse, Getreide, Milch, Kartoffeln, Hülsenfrüchte etc. Es wird empfohlen, wenig oder kein Fleisch zu essen und sich zur Hälfte von Rohkost (rohem Obst und Gemüse) zu ernähren. Mindestens sollten wir einen Apfel (ein Stück Obst oder rohes Gemüse wie zum Beispiel eine Karotte, Tomate, Salat, Paprika) am Tag essen. Dadurch bekommt der Körper viele Vitamine und Mineralstoffe, die ihn vor Krankheiten schützen.

2. Vermeide Schadstoffe. Drogen, Rauchen und Alkohol verursachen viele Krankheiten und verkürzen normalerweise das Leben erheblich (um 10 bis 20 Jahre). Zu viele Süßigkeiten (Zucker, Fett), viel Salz und viele Schnellimbisse (Fastfood) sind ebenfalls ungünstig.

3. Bewege dich viel. Einmal am Tag eine halbe bis eine Stunde Ausdauersport (Gehen, Joggen, Radfahren, Schwimmen) halten den Körper stark und gesund. Notfalls reicht auch eine halbe Stunde auf dem Heimtrainer (Rad, Laufband) oder dynamischer Yoga. Wenn es gar nicht anders geht, bewege dich mindestens am Wochenende eine Stunde. Wichtig ist es, dass der Körper gut durchgewärmt wird (bis zum leichten Schwitzen üben). Dadurch werden Krankheitskeime abgetötet.

4. Entspanne dich ausreichend. Stress schadet der Gesundheit. Stress sollte immer wieder durch ausreichende Erholungsphasen, Yoga oder Meditation abgebaut werden. Für das innere Glück ist es wichtig im persönlich richtigen Verhältnis von Aktivität (Arbeit) und Ruhe zu leben. Wer regelmäßig meditiert, gelangt zum inneren Frieden.

5. Denke positiv. Positive Gedanken führen zu positiven Gefühlen. Übe Eigenschaften wie innerer Frieden, Selbstdisziplin, Weisheit, Liebe und Lebensfreude. Finde eine positive Aufgabe in deinem Leben. Arbeite für das Glück aller Wesen. Wer regelmäßig an seinen Gedanken arbeitet und weise lebt, wird im Laufe seines Lebens immer glücklicher. Er wird am Ende seiner Tage zufrieden mit sich und seinem Leben sein. Er ist ein Meister des Lebens.

Zitat Welt online (Mai 2011)

„,Wer sich richtig ernährt, darf auf einen Zuschlag von bis zu 20 Jahren hoffen', sagt der Jenaer Ernährungswissenschaftler Michael Ristow. Viel Obst und Gemüse, viel Fisch und wenig Fleisch gehören nach Ansicht von Ristow auf den Speiseplan. Dabei ist rotes Fleisch besonders ungünstig. Ristow warnt davor, den Vitaminbedarf mit Tabletten auszugleichen. Keine noch so hoch dosierte Vitaminkapsel kann einen Apfel mit seinen hunderten von Einzelsubstanzen ersetzen."

Zitat Focus online (2008)

„Wer vier simple Gesundheitsregeln befolgt, erhöht erheblich seine Chancen auf ein langes Leben. Vier einfache Verhaltensregeln verlängern das Leben durchschnittlich um 14 Jahre: nicht rauchen, etwas Sport treiben, keinen Alkohol trinken und täglich Obst und (rohes) Gemüse essen. Das berichten britische Forscher, die seit 1993 das Schicksal von mehr als 20 000 Probanden im Alter von über 45 Jahren verfolgt haben."

Finde deinen Weg

Bevor du dich für einen bestimmten Yogastil entscheidest, solltest du dir überlegen, was du suchst: Soll der Schwerpunkt auf anstrengenden Körperübungen (Dehnung, Muskelaufbau, Bodystiling) oder auf der Entspannung (Stressabbau, Gesundheit, zur Ruhe kommen) liegen? Sportliche Herausforderung findest du beim Power Yoga, Iyengar Yoga und Kundalini Yoga. Gut entspannen kannst du dich beim normalen Hatha Yoga (Sivananda Yoga, Integral Yoga) und beim Viniyoga.

Probiere aus, was dir gut tut. Letztlich hat jeder Yogalehrer seinen persönlichen Stil. Jeder Yogalehrer hat Schwächen und Stärken. Lerne von jedem Yogalehrer. Finde deinen eigenen Weg, Yoga zu üben. Übernimm das für dich Gute und akzeptiere in jedem Yogakurs die Dinge, die für dich persönlich nicht so wirksam sind. Und bleibe vor allem immer auf deinem Weg der Wahrheit und Richtigkeit. Gib deinen Verstand nicht an der Tür zur Spiritualität ab.

Ideal ist eine Übungszeit von fünfzehn Minuten. Wenn du vier Wochen jeden Tag zu einer bestimmten Zeit deine Übungen machst, gewöhnt sich an dein Geist an das tägliche Üben. Dann fällt es dir leicht und du kannst auf eine einfache Weise lebenslang deine Gesundheit und dein inneres Glück bewahren.

Die wichtigsten Übungsregeln

Wir sollten jede Yogaübung so praktizieren, dass sie bei uns gut wirkt. Was uns schadet, lassen wir weg. Was uns nützt, das tun wir. Wir können alle Yogaübungen kreativ variieren. Wir fragen uns beständig: "Was brauche ich jetzt? Was tut mir gut? Was löst am besten meine Verspannungen?"

Yoga ist ein ständiges Experiment. Der Weg der effektiven Verspannungslösung ist nicht leicht zu finden. Wir müssen Yoga mit viel Weisheit und innerem Gespür praktizieren. Ein formales Üben reicht nicht aus. Wir sollten zuerst unsere inneren Verspannungen erspüren und dann die dafür wirksamen Techniken finden.

Mache deine Yoga-Reihe so, wie du sie für deine tägliche Yoga-Praxis brauchst. Betrachte es als etwas sehr Wertvolles, dass der Kosmos dir das Geschenk des Yoga gemacht und dir damit die Möglichkeit gegeben hat, deine Gesundheit und dein geistiges Wohlbefinden langfristig zu erhalten und zu vertiefen. Finde deinen individuellen Rhythmus und deine individuellen Schwerpunkte. Mache die Pausen im richtigen Moment und in der richtigen Länge. Wenn du nicht viel Zeit für Yoga aufwenden möchtest, mache nur eine kleine Pause zum Schluss.

Durch die Übungen in diesem Buch gewinnst du Erfahrung mit Yoga. Du lernst die wichtigsten Techniken kennen. Du bekommst viele Übungstipps. Nach einiger Zeit wirst du wissen, was dir wann wie gut tut. Du wirst herausfinden, welche Yogaübungen du persönlich regelmäßig brauchst. Du wirst deine individuelle Art finden, um Yoga zu praktizieren.

Im Laufe der Jahre wirst du eine Schicht der Verspannungen nach der anderen auflösen, bis das Licht in dir erwacht und du zu einem dauerhaften Leben im Glück gelangst. Auf dem Weg zur Selbstverwirklichung wirst du viele verschiedene Yogaübungen brauchen. Es gibt für jede Entwicklungsstufe bestimmte Techniken. Wenn du die hier vorgestellten Grundübungen gut kennst, werden dir in jeder Situation schnell die jeweils passenden Techniken einfallen.

Yoga und Atem

Die Atmung beim Yoga ist grundsätzlich eine natürliche Atmung. Der Atem fließt ruhig und entspannt. Ich empfehle, sich nicht auf den Atem zu konzentrieren, sondern auf den Körper und die Körperhaltung. Der Atem findet von alleine seine optimale Atemform. Wenn eine Yogaübung anstrengend ist, atmen wir ruhig und entspannt weiter. Wir halten nicht den Atem an. Dadurch könnten wir uns innerlich verkrampfen und den Prozess blockieren, der Verspannungen löst. Besser ist es, bei einer anstrengenden Übung tief und entspannt in den Bauch zu atmen. Eine tiefe Atmung ist der natürliche Atemweg bei einer anstrengenden Übung. Der Körper kann so mehr Sauerstoff aufnehmen und auch anstrengende Übungen längere Zeit mit innerer Entspannung durchführen.

In vielen Yogaschulen wird gelehrt, sich bei den Yoga-Stellungen auf den Atem zu konzentrieren. Teilweise werden sogar die Yogaübungen im Atemrhythmus gemacht. Man atmet ein, geht in eine Yogahaltung, atmet aus und geht in die nächste Yogastellung. Dieses wird insbesondere beim Sonnengebet, einer sehr bekannten Yogareihe, praktiziert. Yoga wird auf diese Weise zu einer Atemmeditation. Dieses kann gut für dich sein. Dann bleibe dabei. Die Konzentration auf den Atem kann zu einem Verlust des Körperbewusstseins und der inneren Entspannung führen kann. Yoga wird dann wirkungslos. Die meisten Yoga-Übenden schaffen es nicht, sich auf die Atmung und gleichzeitig auch noch entspannt auf den Körper zu konzentrieren. Sie sind überfordert und verspannen sich dabei.

Der beste Weg beim Yoga besteht darin, Yogaübungen und Atemübungen grundsätzlich getrennt zu praktizieren. Atemübungen sind wichtig. Wir dürfen nicht darauf verzichten. Wir können durch die Atmung Energie aufnehmen und damit Verspannungen lösen. Wir können durch die Atmung gut unseren Geist beruhigen und zur Entspannung gelangen. Die Atemübungen machen wir am besten im Meditationssitz.

Die beste Zeit zum Yogaüben

Am besten machst du täglich morgens und abends jeweils etwa 15 Minuten Yoga oder Meditation. Eine derartige tägliche Praxis ist optimal für den langfristigen Verspannungsabbau, für die Erhaltung der körperlichen Gesundheit und für das seelische Wohlbefinden. Die Yogaübungen am Morgen machen dich fit für den Tag. Du bringst dein Energiesystem in Gang und kannst dann entspannt und positiv gestimmt durch den Tag gehen.

Yogaübungen oder eine Meditation am Abend kurz vor dem Schlafengehen lösen die im Laufe des Tages angesammelten

Verspannungen. Dadurch vergrößert sich der Erholungswert deines Schlafes erheblich. Du erholst dich besser und hast deshalb erheblich mehr von deinem Leben. Wissenschaftliche Untersuchungen haben ergeben, dass durch den Schlaf kaum der in den Muskeln gespeicherte Stress des Tages abgebaut wird. Dieser Stress ist vielmehr am nächsten Morgen noch weitgehend im Körper vorhanden. Er hat sich nicht aufgelöst.

Daran wird deutlich, wie notwendig ein regelmäßiger Verspannungsabbau vor dem Schlafengehen ist. Eine tiefe Erholung vom Alltagsstress findet sonst kaum statt. Vielmehr kann es sein, dass dein innerer Stress im Laufe der Jahre immer größer wird und langfristig großen Schaden anrichtet. Gib dir deshalb lieber einen Ruck und praktiziere jeden Tag etwas Yoga oder Meditation. Der Zeitaufwand ist wirklich relativ klein und der Effekt langfristig riesengroß.

Probiere aus, was für dich am besten ist. Praktiziere den spirituellen Weg im Rahmen deiner Möglichkeiten. Gewöhne dich an eine bestimmte Zeit, an Regelmäßigkeit und an das ausdauernde Üben. Es ist wichtig, Selbstdisziplin zu entwickeln. Du brauchst sie, um spirituell zu siegen.

Die besten Motivationshilfen

Ein wichtiger Punkt bei der täglichen Yoga-Praxis ist die Motivation. Wir alle müssen damit rechnen, dass wir zwar einsehen, dass sich ein tägliches Yoga-Programm langfristig sehr positiv auf unsere Gesundheit und unser allgemeines Wohlbefinden auswirkt. Andererseits haben wir alle sehr wenig Selbstdisziplin und Durchhaltevermögen. Dem können wir entgegenwirken, indem wir regelmäßig an unserer Motivation arbeiten.

Zum einen dürfen wir nie den Schlendrian einreißen lassen. Den uns selbst schädigenden Gedanken der spirituellen

Faulheit müssen wir den positiven Gedanken des spirituellen Sieges und der Tatkraft entgegensetzen. Wir machen uns die Vorteile eines täglichen Gesundheits-und Entspannungsprogramms klar. Wir reden mit uns selbst und überzeugen uns davon, dass wir ein möglichst dauerhaftes Wohlbefinden in unserem Leben erreichen möchten und dass wir dafür jeden Tag etwas tun müssen. Wenn wir einmal vom richtigen Weg abgerutscht sind, nehmen wir unsere tägliche Praxis sofort nach unserer Schwächeperiode wieder auf.

Zum zweiten ist es wichtig, unsere tägliche Yoga-Praxis so zu gestalten, dass sie uns Spaß bringt. Ein wichtiges Hilfsmittel dazu ist schöne Musik. Wenn wir die Yogaübungen zu schöner Musik machen, fallen sie uns gleich viel leichter. Unsere Yoga-Praxis muss so gestaltet werden, dass sie unseren persönlichen Bedürfnissen entspricht und wir das Gefühl haben, dass sie effektiv ist und uns gut tut. Wir können unsere Yogaübungen öfter variieren. Ich mache Yoga immer in Zusammenarbeit mit den beiden Kräften Ausdauer und Freude. Wenn man mit diesen beiden Kräften im Yoga fließt, kann man seinen Yoga-Weg ein Leben lang durchhalten und immer weiter wachsen.

Eine große Hilfe ist es, Yoga in einer Gruppe zu machen. Die Energie der Gruppe trägt einen durch die Yogaübungen und bestärkt einen darin, Yoga wichtig zu nehmen. Eine feste Yogagruppe gibt uns großen Rückhalt für eine kontinuierliche Yoga-Praxis.

Der große Schatz

Yoga ist ein großer Schatz. Sei dir dieser Tatsache immer bewusst. Dann wirst du Yoga nie verlieren. Yoga hält unseren Körper beweglich, kräftigt unsere Muskeln, löst Verspannungen in den inneren Organen, aktiviert unsere Lebensenergie und macht unseren Geist positiv. Yoga hilft uns das Leben zu meistern, unsere Gesundheit zu bewahren und das Glück in unserer Welt wachsen zu lassen. Durch Yoga können wir zu einem Buddha (einem Glückswesen), einem Siddha (mit großen inneren Kräften) und zu einer Göttin werden. Könige haben ihr Königreich aufgegeben, um den Reichtum des Yoga zu erlangen. Yoga ist so unermeßlich, dass man es sich als normaler Mensch kaum vorstellen kann.

Viele Menschen in der heutigen Zeit sind auf der intensiven Suche nach dem großen Glück. Sie suchen es in Liebesbeziehungen, in der beruflichen Karriere und im Konsumrausch. Sie suchen das Glück am falschen Ort. Dort wo sie es suchen, werden sie es nicht wirklich finden. Alles äußere Glück ist vergänglich, begrenzt und zieht oft Leid nach sich.

Das große Glück kann ein Mensch nur in sich selbst finden. Zu 90 % kommt das Lebensglück aus dem Bewußtseinszustand eines Menschen. Es ist abhängig von seiner geistigen Grundhaltung, seinen inneren Eigenschaften, seinem inneren Frieden, seiner Liebesfähigkeit und seiner Fähigkeit positiv zu denken. Das ist die klare Erkenntnis der heutigen Glücksforschung. Die alten Yogis wußten diese Tatsachen schon vor tausenden von Jahren. Sie haben den Schwerpunkt ihres Lebens auf die Verwirklichung ihres inneren Potentials gelegt.

Wenn wir langfristig Yoga üben, werden sich immer neue Dimensionen des Übens eröffnen. Die scheinbar einfachen Yogaübungen werden immer tiefere Wirkungen entfalten. Wir spüren Energieeffekte, die mit den einzelnen Yoga-Stellungen erzeugt werden. Yoga wird zu einem Spiel mit Energie. Und irgendwann wird die Energie dann stärker fließen, und wir verharren längere Zeit in einer Yoga-Stellung mit dem Gefühl von Mühelosigkeit, Ruhe und Wonne.

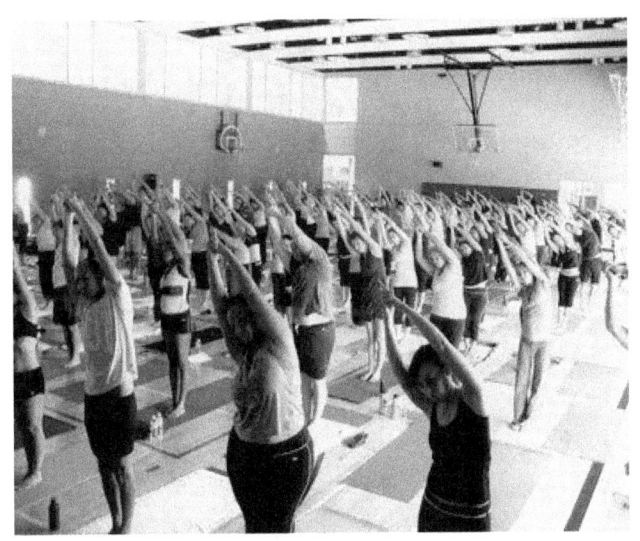

Dynamische Übungen

Eine Yogastunde besteht aus dynamischen Übungen, einer Yogareihe im Liegen und einer Meditation (Sitzen, Liegen) zum Abschluß. Danach fühlen wir uns vollständig wohl. Finde zuerst deine persönliche dynamische Übung. Du kannst dich nicht dehnen, bevor du dich aufgewärmt hast. Du brauchst vor deiner Yogareihe ein Kreislauftraining von mindestens 10 bis 20 Minuten.

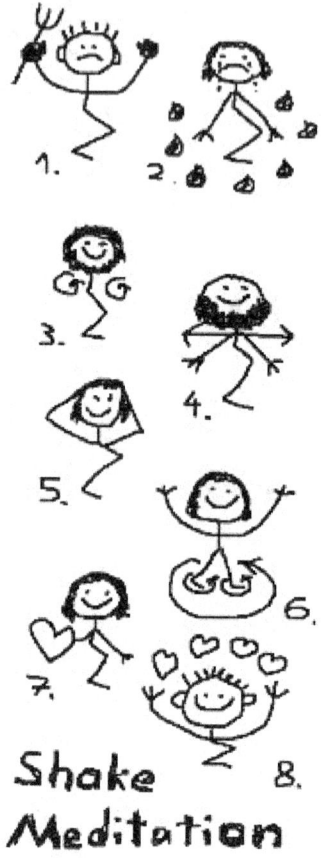

Shake
Meditation

1. Schüttelmeditation

Videos (Nils Horn, YouTube): Schüttelmeditation (engl., 10 Min.), Schüttelmeditation in langer Fassung (10 Min., nur Musik und Text), Schüttelmeditation (nur Musik 14 Min.)

Die Schüttelmeditation ist ein guter Weg, um schnell Stress abzubauen und sich mit positiver Energie aufzuladen. Eine Frau hatte in ihrem Beruf viel Stress. Im Laufe der Jahre zerstörte der Stress ihre Gesundheit, raubte ihr die innere Kraft und machte ihren Geist negativ. Ich riet ihr, jeden Tag nach der Arbeit zwanzig Minuten die Schüttelmeditation zu machen. Bereits nach einigen Wochen ging es ihr gesundheitlich wieder besser, und ihre innere Kraft nahm zu.

Wir schalten eine schöne Musik ein, stellen uns aufrecht hin und bewegen uns dynamisch in den Knien auf und ab. Wir können auch tanzen oder auf der Stelle gehen. Das Schütteln ist eine schnelle Bewegung aus den Knien heraus. Die Knie schütteln den Körper. Die Bewegung in den Knien ist klein und schnell. Wir können die Schüttelmeditation aber völlig frei so gestalten, wie wir sie am liebsten machen.

1. Wut = Wir schütteln alle Wut und allen Stress des Alltags aus uns heraus. Wir denken das Mantra "Wut". Wir wandeln allen Stress, der in uns ist, in Bewegung um und befreien uns so davon.

2. Trauer = Wir lösen unsere aufgestaute Trauer. Wir denken den Satz: "Ich bin traurig, weil …". Wir bewegen alle Trauer aus uns heraus. Was macht dich heute traurig? Denke den Grund mehrmals als Mantra.

3. Schultern = Wir kreisen mit den Schultern. Wir bewegen die Schultern so, wie es uns gut tut. Wir lösen die Verspannungen in den Schultern und im Nacken.

4. Wirbelsäulendrehen = Wir drehen uns beim Schütteln sanft

so weit es geht in der Wirbelsäule hin und her. Wir lösen die Verspannungen in der Wirbelsäule. Der Kopf dreht sich dabei ebenfalls zu den Seiten.

5. Massage = Wir bestrahlen uns mit den Händen von allen Seiten beim Schütteln mit einer Heilfarbe. Wir hüllen uns in eine Wolke aus Heilenergie ein. Welche Heilfarbe tut dir heute gut? Denke den Namen als Mantra: " Gelb, Orange, Violett …". Massiere dann die Heilfarbe vom Kopf bis zu den Füßen in den Körper ein. Denke weiter den Namen der Farbe als Mantra.

6. Erdung = Wir reiben die Heilfarbe kreisförmig erst mit dem rechten und dann mit dem linken Fuß auf den Fußboden. Wir malen einen Heilkreis um uns herum. Beim Malen spüren wir mit den Füßen die Erde. Wir denken den Namen unserer Farbe weiter als Mantra.

7. Positiver Satz = Wir schütteln uns weiter aus den Knien heraus und bewegen eine Hand in Herzhöhe segnend hin und her. Wir senden einem Menschen einen positiven Satz. Was wollen wir dem Menschen heute sagen? Wir wiederholen den Satz mehrmals als Mantra. Wir stellen uns vor, dass der Satz real bei dem Menschen ankommt. Wir senden allen Menschen Licht und hüllen die ganze Welt geistig mit Licht ein. Dabei denken wir das Mantra "Licht" und visualisieren den ganzen Kosmos.

8. Freies Schütteln = Bewege dich einige Minuten so, wie du Lust hast. Spüre, was du jetzt noch brauchst. Was möchtest du jetzt gerne tun?

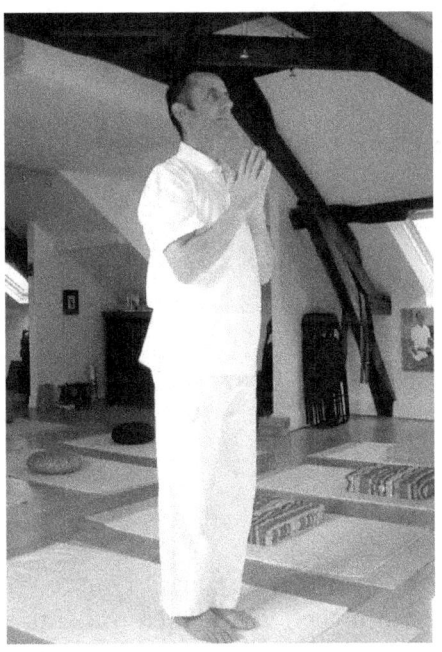

2. Sonnengebet

Das Sonnengebet ist die bekannteste Yogareihe. Es gibt sie in vielen Formen. Mit dem Sonnengebet trainiert der Yogi seinen Kreislauf und aktiviert seine Chakren. Er bringt sich damit jeden Tag schnell ins Licht. Er gewinnt Kraft, inneren Frieden und eine positive Lebenssicht.

Das Geheimnis seiner Wirkkraft ist die Verbindung von einfachen Körperbewegungen mit der starken Visualisierung von Licht. Wir stellen uns wirklich die Sonne am Himmel vor. Wir spüren, wie sie Licht, Liebe und Wärme auf uns herab strahlt und uns mit ihrer Kraft erfüllt.

Das Sonnengebet kann man langsam oder schnell machen. Normalerweise verbindet man die Bewegungen mit der Ein-

und Ausatmung. Damit der Kreislauf in Schwung kommt, sollte man es am besten mehrmals (drei bis zwanzig mal) hintereinander machen. Statt der Visualiserung der Sonne kannst du auch mit der Vorstellung arbeiten, dass du dich mit Gott (dem Kosmos, der Energie der erleuchteten Meister) verbindest.

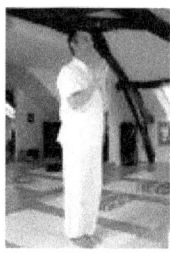

1. Begrüßung = Wir stehen aufrecht auf unserer Yogamatte. Wir legen die Handflächen vor dem Herzchakra aneinander. Wir visualisieren vor uns die Sonne und denken (oder sprechen) das Mantra "Om". Wir begrüßen die Sonne, das Licht und das Leben. Wir stellen uns positiv auf unseren Tag ein.

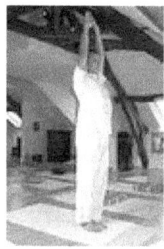

2. Himmel = Wir strecken die Hände zum Himmel und denken: "Sonne". Wir atmen ein.

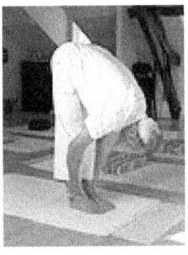

3. Erde = Wir beugen uns mit dem geraden Oberkörper vor, legen die Hände neben den Füßen auf die Erde und denken: "Om". Das Scheitelchakra zeigt zu den Füßen. Dadurch wird das Wurzelchakra (die Erdenergie) aktiviert. Wir atmen aus.

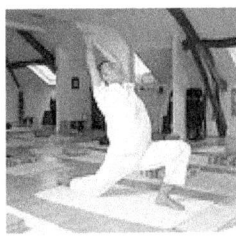

4. Schritt nach hinten = Wir setzen einen Fuß weit nach hinten ab und strecken das Gesicht wieder hoch zur Sonne. Das Knie des hinteren Beines liegt auf dem Boden. Der Rücken ist gerade. Wir atmen ein und denken: "Sonne". Die Hände bleiben neben den Füßen.

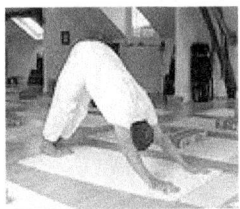

5. Hund (Berg) = Wir setzen auch den anderen Fuß nach hinten. Wir atmen aus und drücken den Hintern nach oben zum

Himmel. Der Körper bildet mit Armen, Erdboden und Beinen ein Dreieck. Der Rücken ist durchgedrückt. Die Schultern sind gedehnt. Der Kopf zeigt zu den Füßen: "Om".

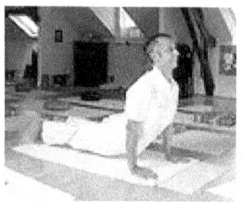

6. Schiefe Ebene = Wir bewegen das Becken zum Erdboden und strecken den Kopf in den Nacken und zur Sonne nach oben. Die beiden Beine liegen auf dem Boden, wir drücken den Oberkörper mit den Armen nach oben, und der Rücken hängt entspannt nach unten. Wir atmen ein und denken: "Sonne".

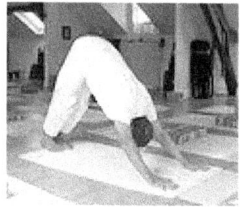

7. Hund (Berg) = Wir drücken wieder den Hintern nach oben zum Himmel, der Kopf befindet sich zwischen den Armen und zeigt zu den Füßen. Wir atmen aus und denken: "Om".

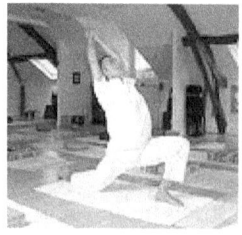

8. Schritt nach vorne = Wir setzen den hinteren Fuß wieder nach vorne zu dem anderen Fuß zwischen die auf der Erde liegenden Hände. Der Kopf erhebt sich wieder zur Sonne. Wir atmen ein: "Sonne".

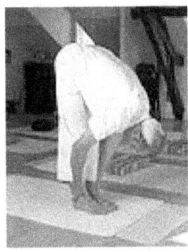

9. Erde = Wir gehen wieder in die Vorbeuge (Hintern zum Himmel, Füße zwischen den Händen, Kopf zur Erde), atmen aus und denken: "Om".

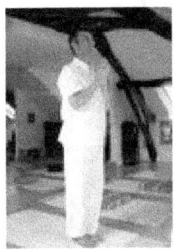

10. Armkreis = Wir richten uns langsam wieder auf und zeichnen dabei mit den Armen einen großen Kreis um uns herum. Die Hände bewegen sich seitlich ausgestreckt nach oben und dann herunter zum Herzchakra. Wir visualisieren uns in der Einheit des Kosmos, atmen ein und denken: "Sonne".

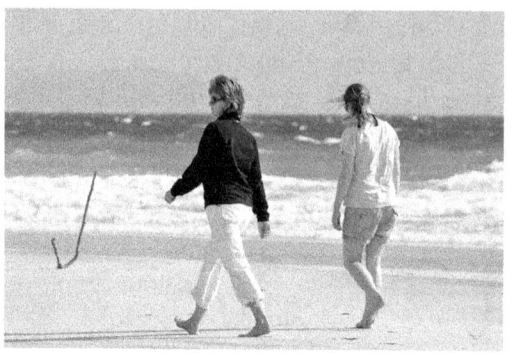

3. Yoga-Walking

Yoga-Walking ist Erleuchtung beim Gehen. Das ist der ultimative Kick! Das ist Gesundheitstraining, Stressabbau und inneres Glück in einem. Yoga-Walking ist deine tägliche Pilgerfahrt ins Licht. Wenn du richtig pilgerst, verwandelst du dich beim Pilgern in eine Göttin des Glücks. Yoga-Walking besteht aus 10 Punkten. Gehe jeden Tag 30 Minuten oder mindestens am Wochenende eine Stunde. Gehe am Anfang eher schnell (Power-Walking) und am Ende eher langsam (Slow-Walking). Mache alle 10 Punkte auf deine Art, so dass sie dir gut tun. Du kannst auch zu hause auf der Stelle gehen (10 Minuten zu Musik) oder in einem Fitness Studio (Laufband).

1. Stampfe deine Wut beim Gehen in den Boden. Lass alle aufgestaute Wut heraus. Denke das Mantra "Wut". Was ärgert dich heute? Befreie dich! Löse danach beim Gehen deine Trauer. Spüre in deine Trauer hinein. Was macht dich heute traurig? Denke mehrmals das Mantra: "Ich bin traurig, weil…".

2. Schultern kreisen. Löse die Verspannungen in deinen Schultern und im Nacken. Auf welche Art musst du die Schultern bewegen, damit du eine gute Wirkung erzielst?

3. Wirbelsäulendrehen. Drehe dich beim Gehen mehrmals in der Wirbelsäule nach rechts und links. Drehe auch den Kopf mit.

4. Massiere eine Heilfarbe vom Kopf bis zu den Füßen in deinen Körper ein und denke den Namen der Farbe als Mantra. Welche Farbe brauchst du heute? "Orange, blau, gold, rosa …".

5. Konzentriere dich beim Gehen auf den Erdboden. Spüre die Erde. Denke das Mantra "Erde". Atme eine Minute in die Füße hinein.

6. Bewege eine Hand in Höhe des Herzchakras und sende einem Mitmenschen einen positiven Satz. Was möchtest du ihm heute sagen? Denke den Satz mehrmals als Mantra. Sende der ganzen Welt Licht und denke: "Mögen alle Wesen auf der Welt glücklich sein. Möge es eine glückliche Welt geben."

7. Denke die Zahlen von 1 bis 20 im Kopf, Brustkorb, Bauch, in den Beinen, Füßen und in der Erde (unter den Füßen). Löse so jeden Tag schnell und effektiv die Verspannungen in allen wichtigen Körperbereichen.

8. Visualisiere am Himmel eine schöne Sonne und hülle dich in einen goldenen Sonnenstrahl ein. Fülle dich mit Licht und denke mehrmals das Wort "Licht" als Mantra.

9. Stoppe fünf Minuten alle Gedanken und bewege beim Gehen allen Stress aus dir heraus, bis dein Geist ganz ruhig wird. Verweile einige Zeit in der Ruhe. Lass alle Gedanken kommen und gehen, wie sie wollen.

10. Freies Gehen. Gehe so, wie du gerade Lust hast. Genieße es. Beobachte, wie dein Geist langsam positiv wird. Du bist jetzt wieder ins Licht gepilgert. Du hast eine wichtige Tat für deine körperliche Gesundheit und dein seelisches Wohlgefühl getan. Lobe dich und freue dich. Das Licht wird dich durch deinen ganzen Tag begleiten.

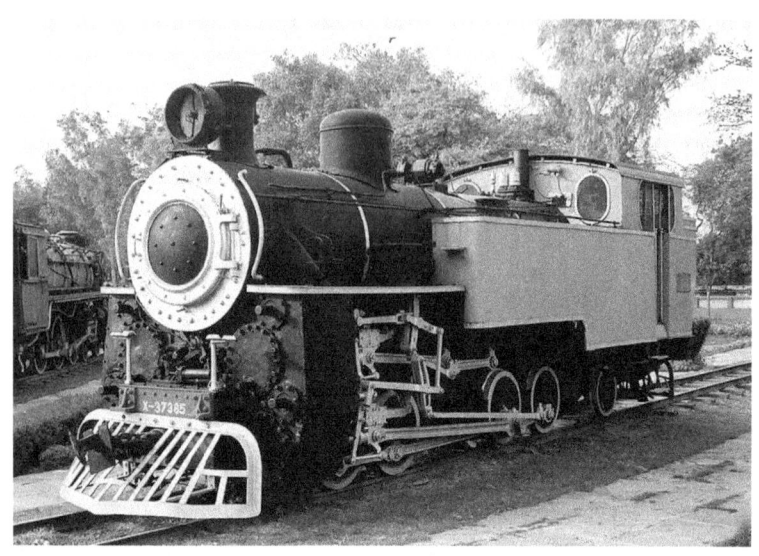

4. Dampflokomotive

Die Dampflokomotive aktiviert unsere Kundalini-Energie. Sie gibt uns innere Kraft. Statt im Laufen können wir sie auch im Gehen machen. Manche Menschen lieben sie eher schnell und manche langsam. Für die Dauer von Yogaübungen gibt es zwei Grundsätze: Wir machen jede Übung so lange, wie sie gut wirkt. Im Zweifel machen wir jede Yogaübung eine Minute.

1. Dampflokomotive = Wir laufen auf Zehenspitzen auf der Stelle. Wir spüren den Erdboden unter unseren Füßen. Die Arme bewegen wir wie zwei Dampfkolben vor und zurück. Die Hände sind zu Fäusten geballt. Wir atmen laut wie eine Dampflokomotive schnell und tief aus dem Bauch heraus. Wir atmen durch den Mund und machen Geräusche wie eine Dampflokomotive. Wir laufen zuerst etwas auf der Stelle und drehen uns dann beim Laufen um die eigene Achse (die

Wirbelsäule). Je nach unserer Intuition können wir uns rechts oder links herum drehen. Wir beginnen mit einem langsamen Drehen um uns selbst. Später drehen wir uns an der Schwindelgrenze. Dadurch zieht die Energie in unsere Mitte. Sie zieht in unser Zentrum und stärkt unser Selbst. Wenn uns schwindelig wird, drehen wir uns langsamer. Wir sollten nicht schnell aufhören. Das verstärkt den Schwindel. Besser ist es, langsam auszudrehen und dann etwas auf der Stelle zu laufen. Beim Kreisen visualisieren wir eine Wolke aus blauer Energie um uns herum (Wasser, Licht) und denken das Wort "Licht" als Mantra.

2. Vorbeugen mit Rückendehnung = Wir stehen aufrecht im Dreieck (Füße breit auseinander). Unsere Hände fassen sich hinter dem Rücken an. Die Arme sind gestreckt und werden hinter dem Rücken hochgezogen. Im Dreieckstand beugen wir uns mit dem Oberkörper nach vorne. Wir atmen entspannt in diese Position hinein. Die Knie dürfen etwas eingeknickt sein.

3. Kerze = Wir legen uns auf den Rücken und gehen in die Kerze. Wir strecken die Beine nach oben, bewegen die Zehen und denken das Mantra "Himmel". Wir visualisieren den Himmel über uns und nehmen die Himmelsenergie auf. Wir können auch eine Minute in Ruhe auf die Kerze meditieren.

4. Meditationssitz = Wir rollen aus der Kerze in den Meditionssitz (Schneidersitz) ab. Die Hände liegen im Schoß oder auf den Beinen. Wir atmen in den Bauch und denken dort mehrmals das Mantra "Om". Wir stoppen eine Minute alle Gedanken. Wir entspannen uns.

5. Positiver Satz = Wir überlegen uns unseren positiven Tagessatz. Welcher Gedanke gibt uns heute die Kraft, gut durch den Tag zu kommen? Dann entspannen wir uns vollständig. Dazu können wir uns hinlegen. Mit Optimismus voran.

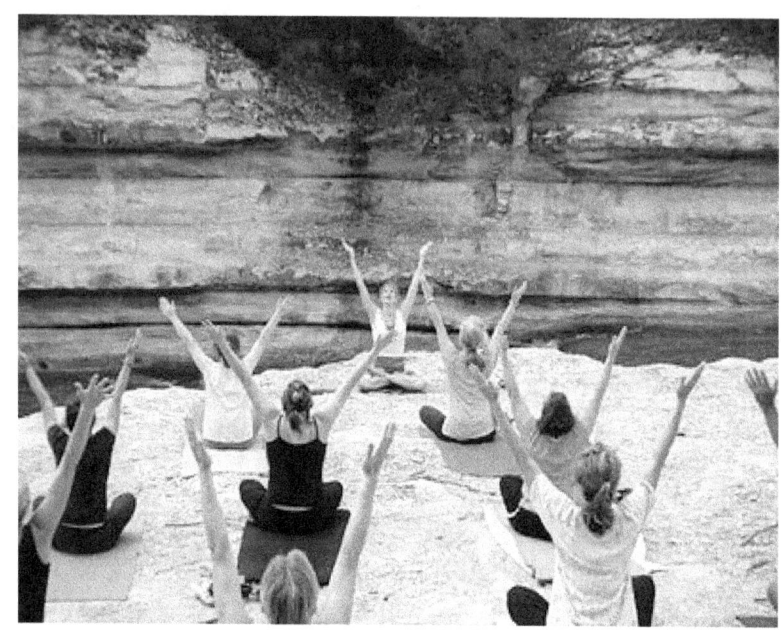

Yogareihen

Yoga enthält eine Vielzahl von Techniken. Er besitzt Techniken für den Körper und für den Geist. Wir sollten jede Yogaübung so praktizieren, dass sie bei uns gut wirkt. Was uns schadet, lassen wir weg. Wir können alle Yogaübungen kreativ variieren. Finde deinen individuellen Rhythmus und deine individuellen Schwerpunkte. Mache die Pausen im richtigen Moment und in der richtigen Länge. Wenn du nicht viel Zeit für Yoga aufwenden möchtest, mache nur eine

kleine Pause zum Schluss.

Durch die Yoga Reihen gewinnst du Erfahrung mit Yoga. Du lernst die wichtigsten Techniken kennen. Du bekommst viele Übungstipps. Nach einiger Zeit wirst du wissen, was dir wann wie gut tut. Du wirst herausfinden, welche Yogaübungen du persönlich regelmäßig brauchst. Du wirst deine individuelle Art finden, um Yoga zu praktizieren. Im Laufe der Jahre wirst du eine Schicht der Verspannungen nach der anderen auflösen. Auf dem Weg zur Selbstverwirklichung wirst du viele verschiedene Yogaübungen brauchen. Es gibt für jede Entwicklungsstufe bestimmte Techniken. Wenn du die in diesem Buch vorgestellten Grundübungen gut kennst, werden dir in jeder Situation schnell die jeweils passenden Techniken einfallen.

Yoga ist ein großer Schatz. Sei dir dieser Tatsache immer bewusst. Dann wirst du Yoga nie verlieren. Yoga hält unseren Körper beweglich, kräftigt unsere Muskeln, löst Verspannungen in den inneren Organen, aktiviert unsere Lebensenergie und macht unseren Geist positiv.

1. Yoga für absolute Anfänger

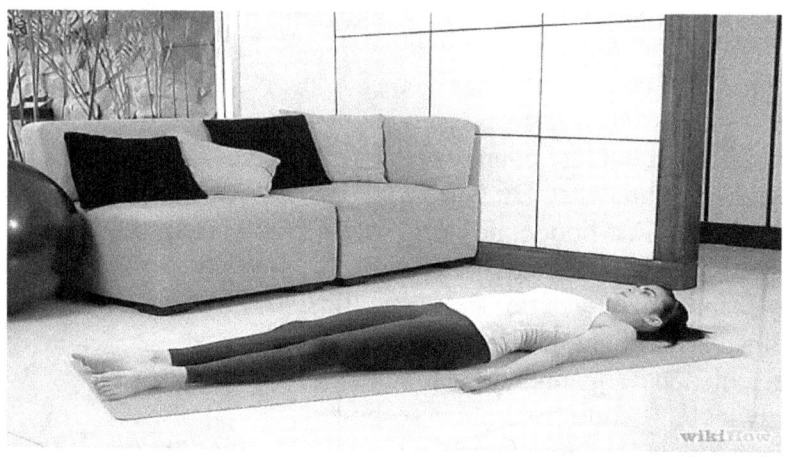

1. Wir liegen auf dem Rücken und entspannen uns.

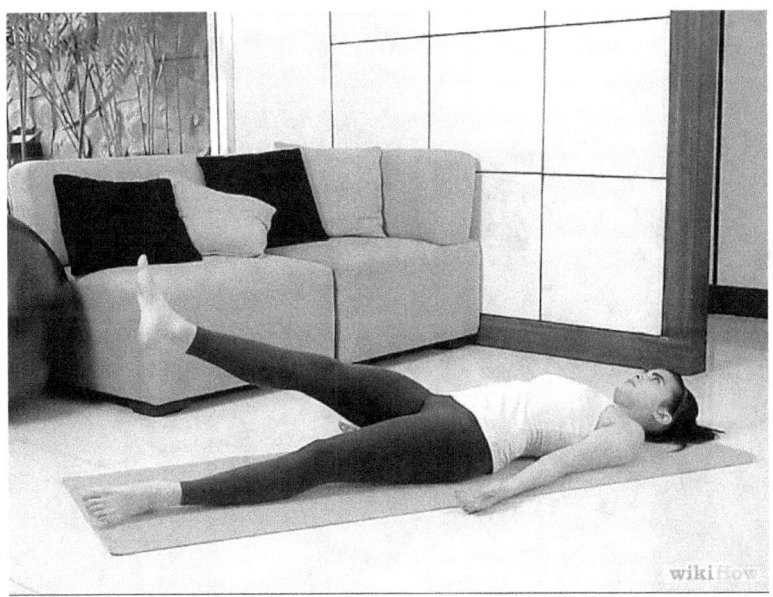

2. Wir heben das ausgestreckte rechte Bein an und halten es in der Luft. Dann heben wir das linke Bein an.

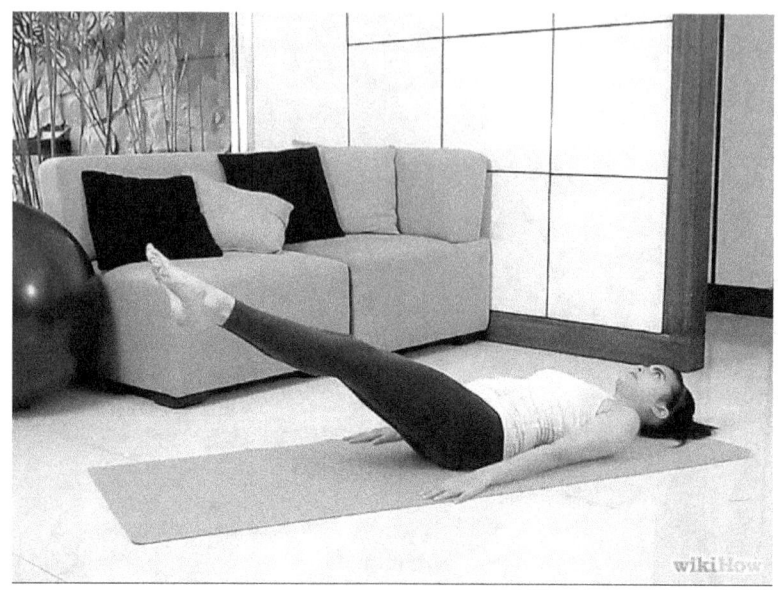

3. Wir heben beide Beine und den Kopf an. Wir halten die Position so lange wie möglich und atmen entspannt in unserem Bauch.

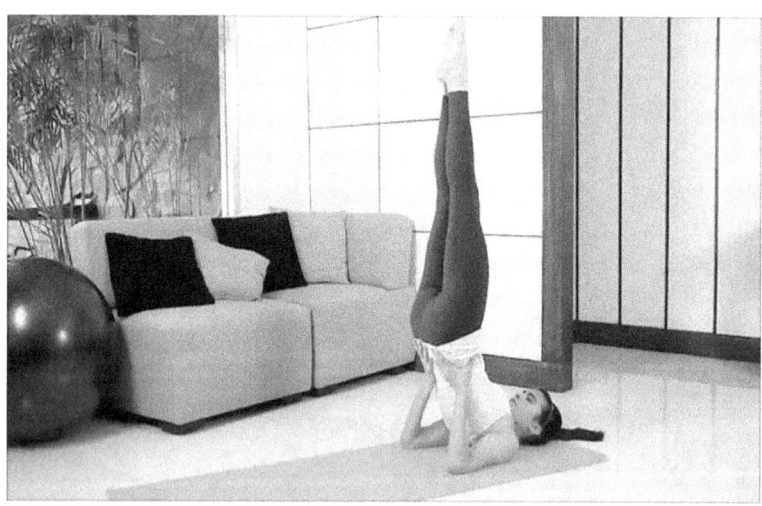

4. Wir gehen in die Kerze, heben den Po an und strecken die Beine zum Himmel. Die Hände unterstützen unsere Rücken. Wir bewegen unsere Füße und entspannen uns eine Minute in der Kerze.

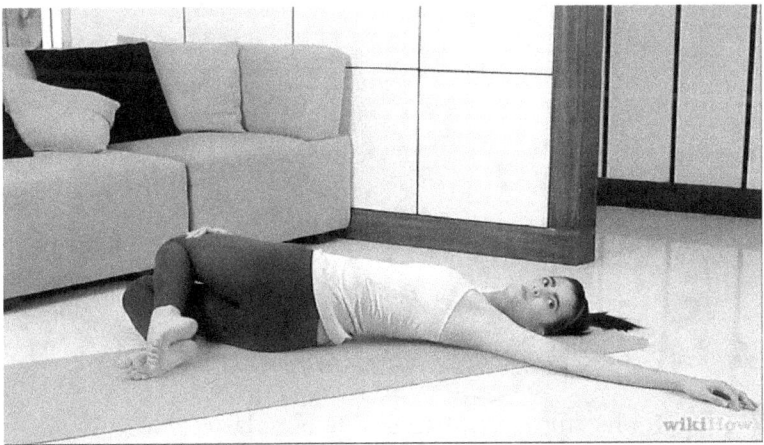

5. Wir legen uns wieder hin und drehen die Wirbelsäule einige Male. Wir drehen das Becken nach rechts und dem Kopf nach links. Und umgekehrt. Wir drehen die Wirbelsäule jeweils so weit wie möglich.

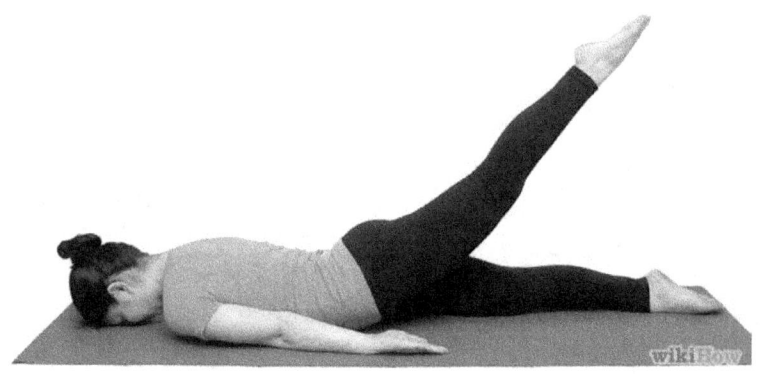

6. Wir legen uns auf den Bauch und heben das rechte ausgestreckte Bein an. Wir halten es und atmen entspannt in unseren Bauch. Dann heben wir das linke Bein an und halten es in der Luft.

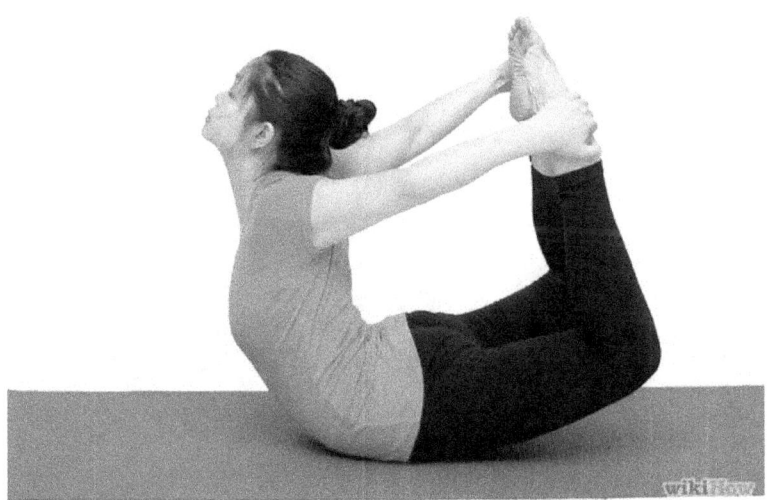

7. Wir ziehen unser Kopf nach hinten und bringen die Füße so
weit wie möglich zum Hinterkopf. Die Oberschenkel sind in
der Luft und die Hände unterstützen seitlich neben dem Körper
die Position. Wir halten die Kobra, den atmen entspannt in den
Bauch und bewegen die Füße.

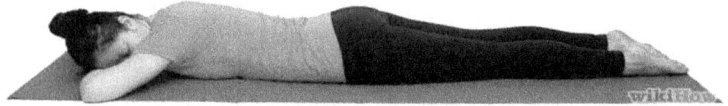

8. Wir legen den Kopf auf die Hände, bewegen unsere Füße
und entspannen uns in der Bauchlage.

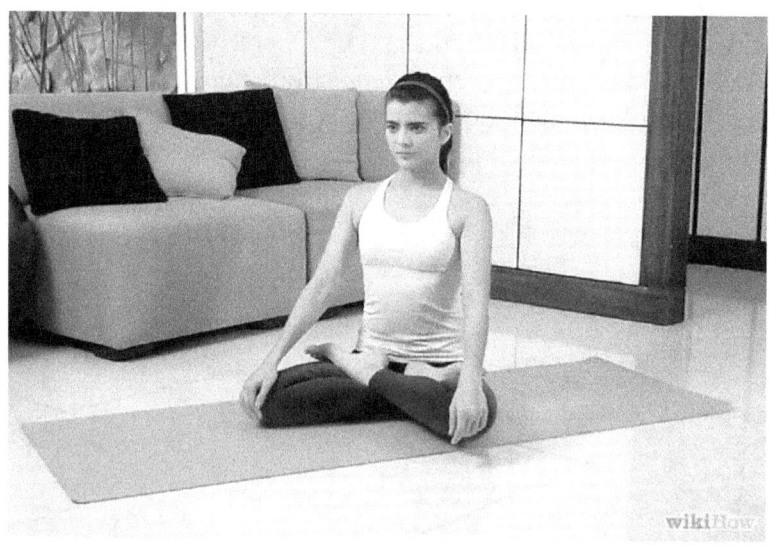

9. Wir sitzen im Schneidersitz oder im Fersensitz. Der Rücken
ist gerade und der Bauch entspannt. Wir denken eine Minute

das Mantra "Om Shanti". Wir denken es so schnell, dass alle
Gedanken zur Ruhe kommen. Dann bewegen wir segnend eine
Hand und denken: "Ich sende Licht zu (Name). Mögen alle
Wesen glücklich sein. Möge es eine glückliche Welt geben."

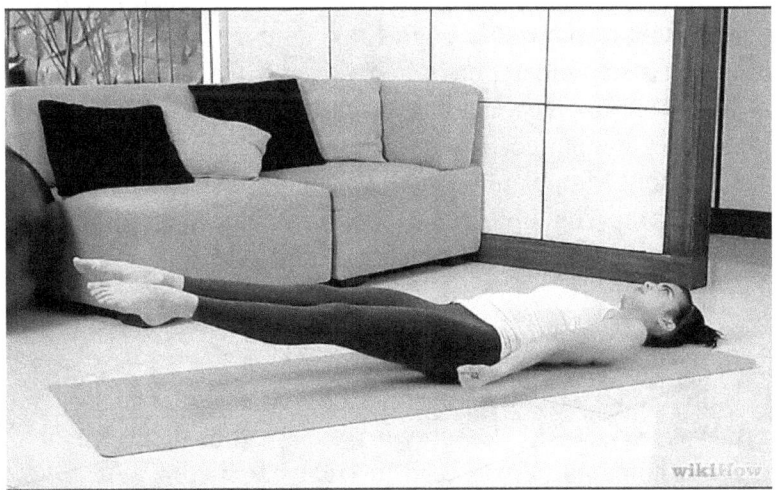

10. Wir legen uns bequem hin. Wir spannen die Muskeln der
Beine und Füße an. Wir entspannen. Wir spannen die Muskeln
der Arme und Hände an. Wir entspannen. Wir spannen die
Muskeln des Kopfes und des Gesichts an. Wir entspannen. Wir
spannen die Muskeln des ganzen Körpers an. Wir entspannen.
Wir bewegen die Füße. Dann entspannen wir uns für einige
Minuten vollständig. Wir gehen glücklich durch unser Leben.

Tipps: Am besten machst du täglich morgens oder abends
jeweils etwa 10 bis 15 Minuten Yoga oder Meditation. Eine
derartige tägliche Praxis ist optimal für den langfristigen
Verspannungsabbau, für die Erhaltung der körperlichen
Gesundheit und für das seelische Wohlbefinden. Die
Yogaübungen am Morgen machen dich fit für den Tag. Du

bringst dein Energiesystem in Gang und kannst dann entspannt und positiv gestimmt durch den Tag gehen. Durch die Yogaübungen am Abend kommst du gut zur Ruhe. Es ist wichtig die tägliche Yoga-Praxis so zu gestalten, dass sie dir Spaß bringt. Ein wichtiges Hilfsmittel dazu ist schöne Musik. Wenn du die Yogaübungen zu schöner Musik machst, fallen sie dir gleich viel leichter. Die Yoga-Praxis muss so gestaltet werden, dass sie deinen persönlichen Bedürfnissen entspricht und du das Gefühl hast, dass sie effektiv ist und dir gut tut. Du kannst die Yogaübungen öfter variieren. Eine große Hilfe ist es, Yoga in einer Gruppe zu machen. Die Energie der Gruppe trägt einen durch die Yogaübungen und bestärkt einen darin, Yoga wichtig zu nehmen. Eine feste Yogagruppe gibt dir großen Rückhalt für eine kontinuierliche Yoga-Praxis.

Wir sollten jede Yogaübung so praktizieren, dass sie bei uns gut wirkt. Was uns schadet, lassen wir weg. Was uns nützt, das tun wir. Wir können alle Yogaübungen kreativ variieren. Wir fragen uns beständig: "Was brauche ich jetzt? Was tut mir gut? Was löst am besten meine Verspannungen?" Yoga ist ein ständiges Experiment. Der Weg der effektiven Verspannungslösung ist nicht leicht zu finden. Wir müssen Yoga mit Weisheit und innerem Gespür praktizieren. Die meisten Anfänger können die Kerze machen. Falls sie für dich zu schwierig ist, lass sie weg. Es ist umstritten unter den Yogalehrern, ob man bereits Anfängern die Kerze zeigen soll.

2. Yoga-Basisreihe

Video YouTube: Basic Yoga Series (Einfache Yoga-Basisreihe)

Die Yoga-Basisreihe dauert etwa zwanzig Minuten. Du kannst sie aber auch kürzer oder länger machen. Entscheide, wieviel Zeit du jeden Tag in deinen Yogaweg investieren willst. Praktiziere die Yogareihe so, dass sie dir gut tut. Finde kreativ deinen Weg des effektiven Übens. Mache kleine Entspannungspausen zwischen den Übungen, wenn sie für dich hilfreich sind. In den Yogagruppen gibt es grundsätzlich nach jeder Übung eine kurze Pause. Zuhause entspanne ich mich normalerweise nur am Schluss einer Übungsreihe. Die Entspannung am Schluss ist wichtig, weil sich dort die meisten Verspannungen lösen und wir in einen guten Energiezustand kommen.

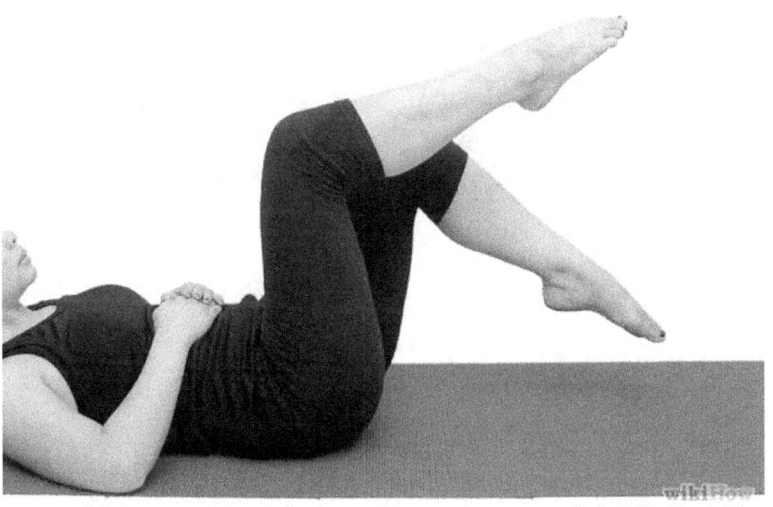

1. Radfahren = Das Radfahren ist eine beliebte Yogaübung in meinen Gruppen. Es stärkt die Bauchmuskeln. Es kräftigt die Hüft-, Knie- und Armgelenke. Es löst Verspannungen in den inneren Organen. Und es ist einfach auszuführen. Wir liegen

auf dem Rücken auf unserer Yogamatte (Wolldecke). Wir
heben den Kopf, die Arme und die Beine an. Wir bewegen die
Arme und die Beine wie beim Radfahren (kreisend). Wir atmen
tief und entspannt in den Bauch. Wir visualisieren ein großes
Meer um uns herum und denken das Mantra "Meer". Wir
verteilen mit den Armen und Beinen das Wasser um uns herum.
Es ist, als ob wir wirklich in einem Meer baden.

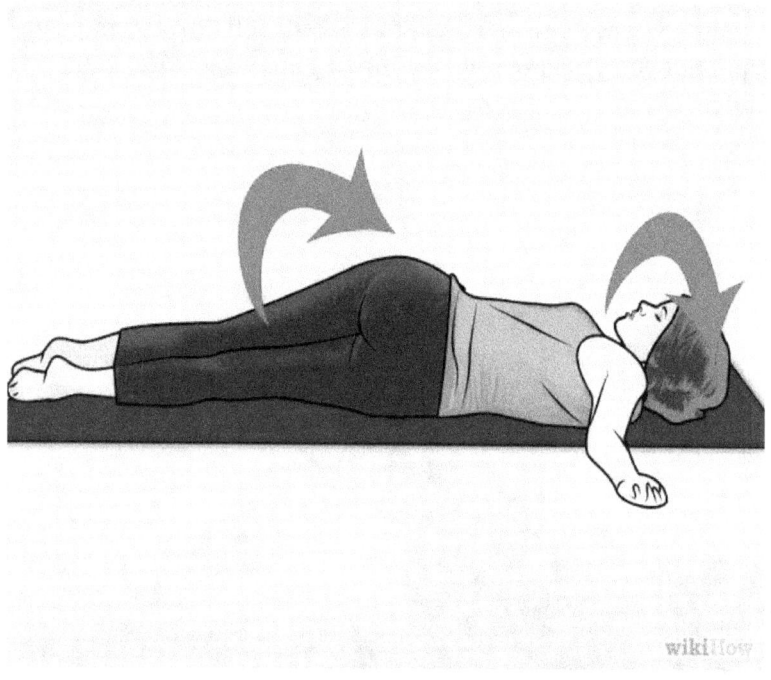

2. Wirbelsäulendrehen = Wir legen uns in der Rückenlage
ausgestreckt auf den Boden. Die Arme umfassen den Kopf. Wir
drehen das Becken nach links und den Kopf nach rechts und
umgekehrt. Dabei konzentrieren wir uns auf die Wirbelsäule.
Wir drehen mehrmals sanft Wirbel für Wirbel bis an die
Grenze, damit sich gut die Verspannungen in der Wirbelsäule
lösen.

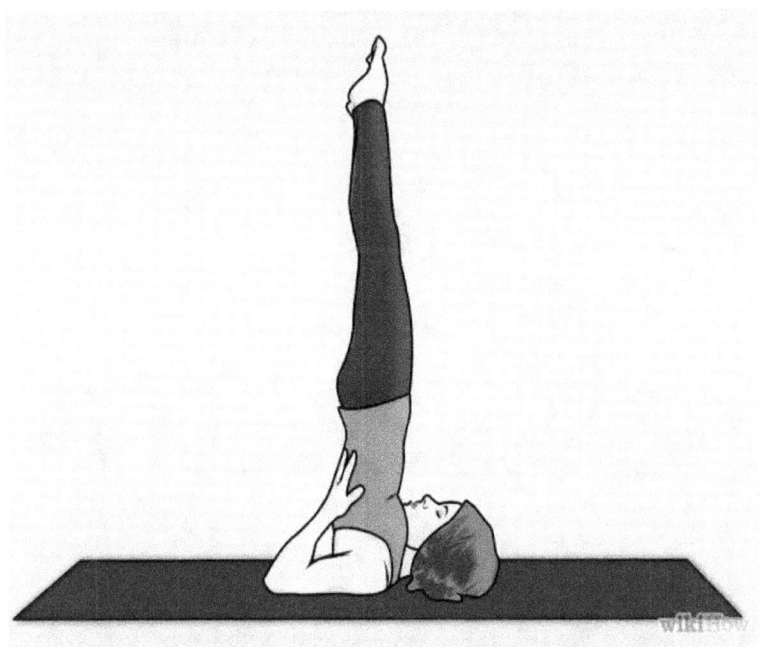

3. Kerze = Aus der Rückenlage strecken wir die Beine zum Himmel und stützen uns mit den Händen am Rücken ab. Wir bewegen die Beine wie beim Radfahren und verteilen dabei blaues Wasser um uns herum. Der Kopf dreht leicht nach links und rechts.

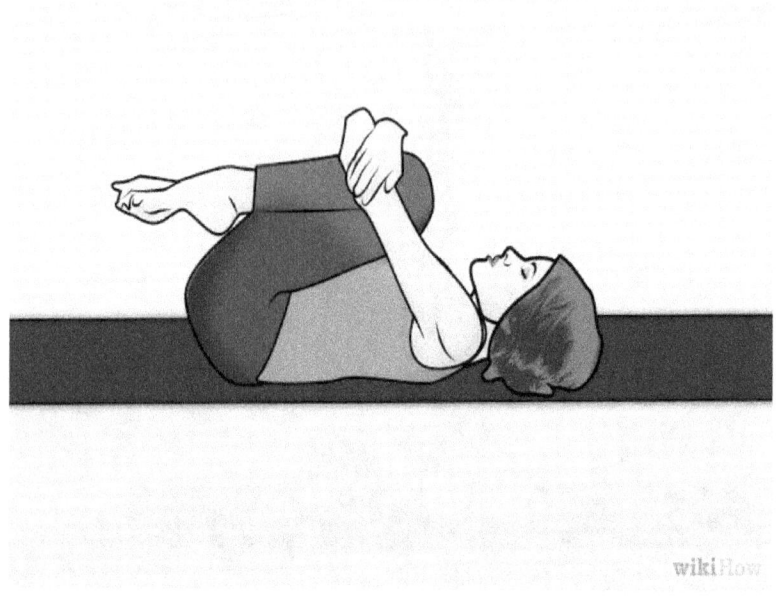

4. Schaukeln = Wir rollen sanft aus der Kerze in die
Rückenlage ab und ziehen die Knie zur Brust. Wir umfassen
unsere Beine und schaukeln entspannt seitlich hin und her. Es
ist, als ob wir ein kleines Kind schaukeln.

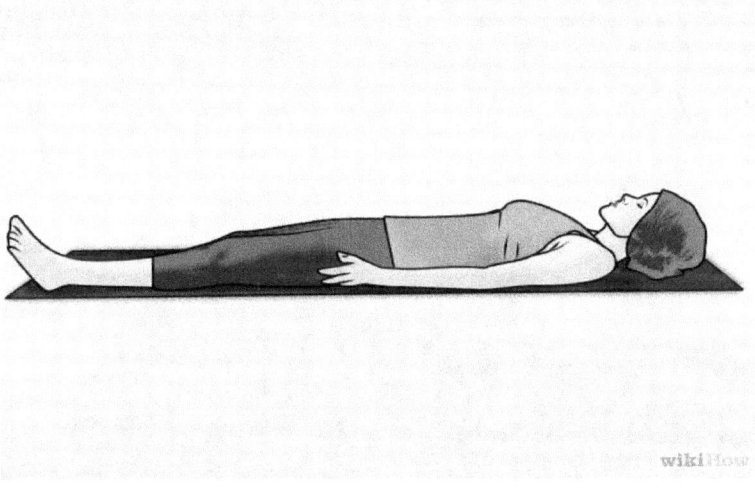

5. Füße bewegen = Wir strecken die Beine aus, legen die
Hände auf den Bauch und bewegen unsere Füße und Zehen.
Wir konzentrieren uns auf die Füße und stoppen alle anderen
Gedanken.

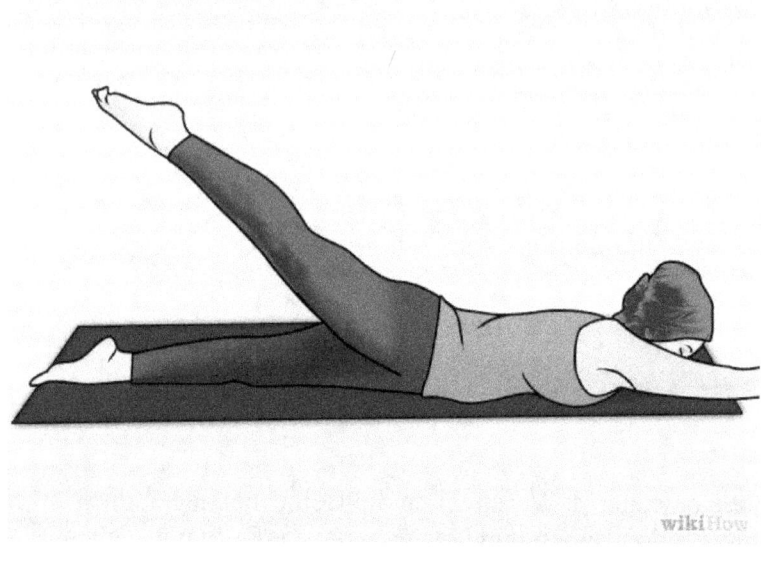

6. Arm-Beinheben = Wir drehen uns um auf den Bauch und heben den rechten Arm und das linke gestreckte Bein so weit wie möglich an. Danach heben wir den linken Arm und das rechte gestreckte Bein hoch. Das machen wir mehrmals und zählen dabei die Zahlen von 1 bis 20 im Körper.

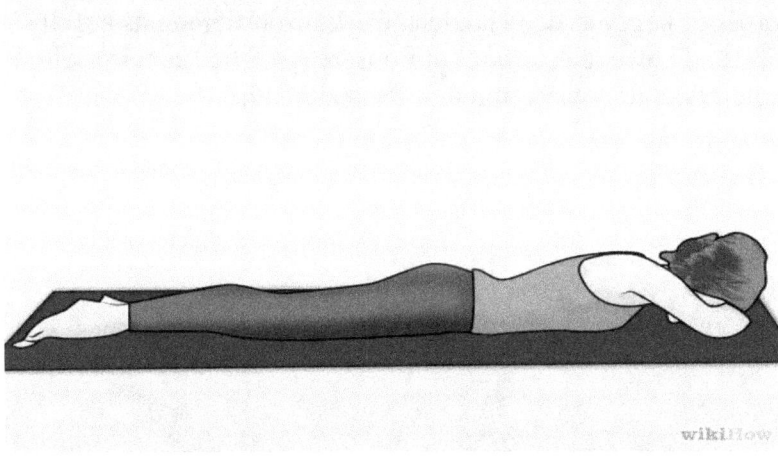

7. Beckendrehen = Wir legen den Kopf in der Bauchlage entspannt auf die Hände und drehen mehrmals mit dem Atem das Becken nach links und nach rechts. Wir konzentrieren uns auf die Wirbelsäule und verdrehen Wirbel für Wirbel so weit wie möglich.

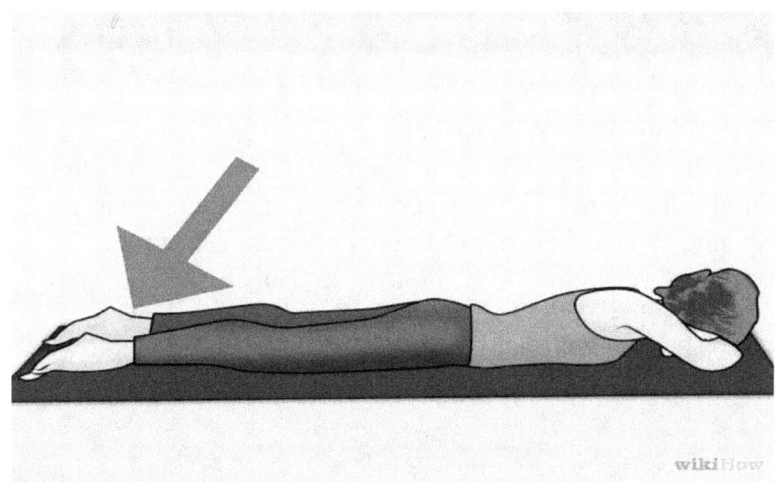

8. Füße bewegen = Wir bleiben entspannt in der Bauchlage. Der Kopf liegt auf den Händen. Wir konzentrieren uns auf die Füße und bewegen sie sanft auf unsere Art. Die Energie zieht in die Füße, und wir kommen in uns zur Ruhe.

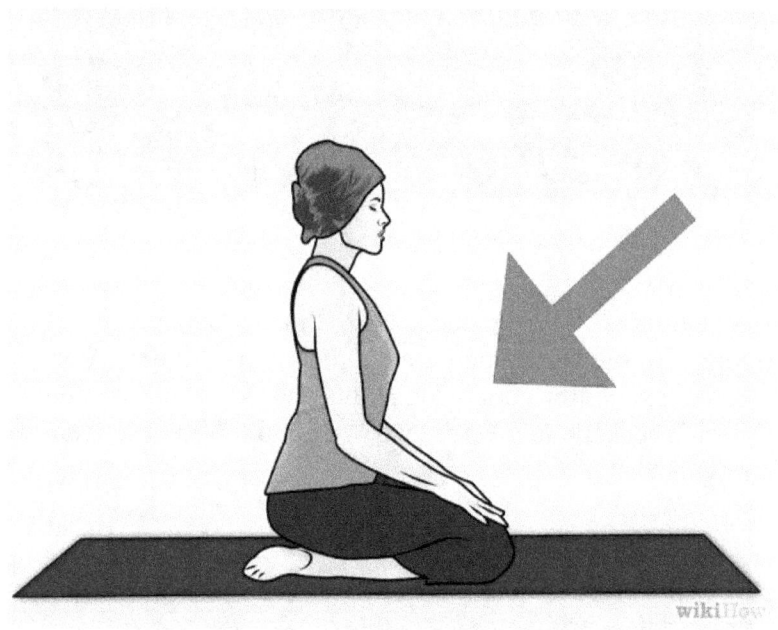

9. Meditationssitz = Wir erheben uns in den Meditationssitz (Fersensitz, Schneidersitz) und legen die Hände in den Schoß (oder auf die Beine). Der Rücken ist gerade und der Bauch entspannt. Wir denken zwei Minuten mit dem Ein- und Ausatmen das Mantra "Om" in unserem Bauch. Wir zentrieren uns in uns selbst. Wir stoppen eine Minute alle Gedanken. Wenn Gedanken in unserem Geist auftauchen, schieben wir sie wieder weg.

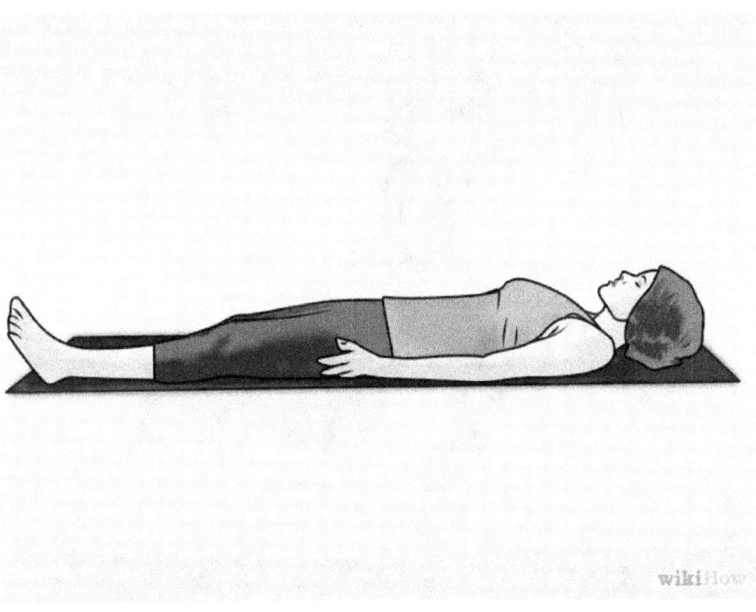

10. Entspannung im Liegen = Wir legen uns bequem hin und stoppen wieder eine Minute alle Gedanken. Wir konzentrieren uns auf die Füße und bewegen sie sanft. Danach entspannen wir uns einige Minuten vollständig.

3. Yoga mit positivem Denken

Video YouTube: Yoga with Positive Thinking

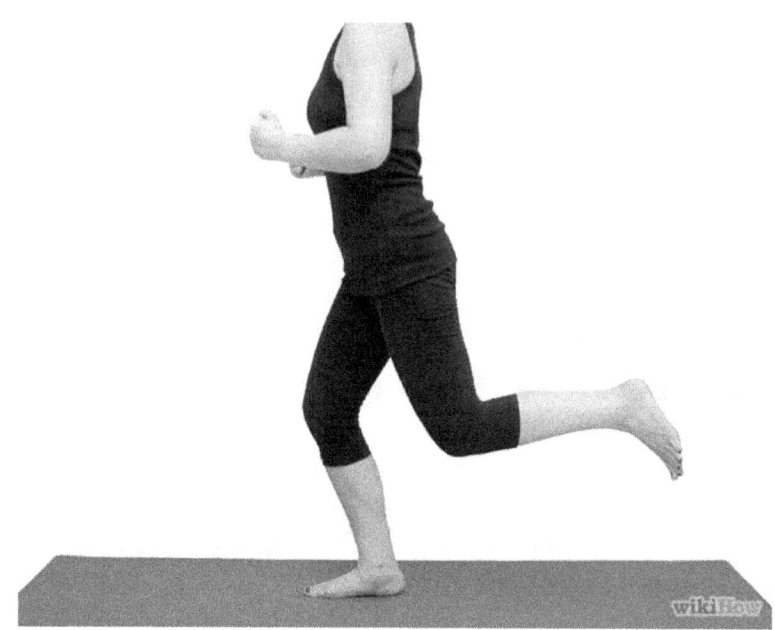

1. Gehen = Wir gehen auf der Stelle, bewegen die Arme wie bei der Dampflokomotive, drehen uns um uns selbst, visualisieren Licht um uns herum und denken: **"Ich gehe den Weg des Positiven."**

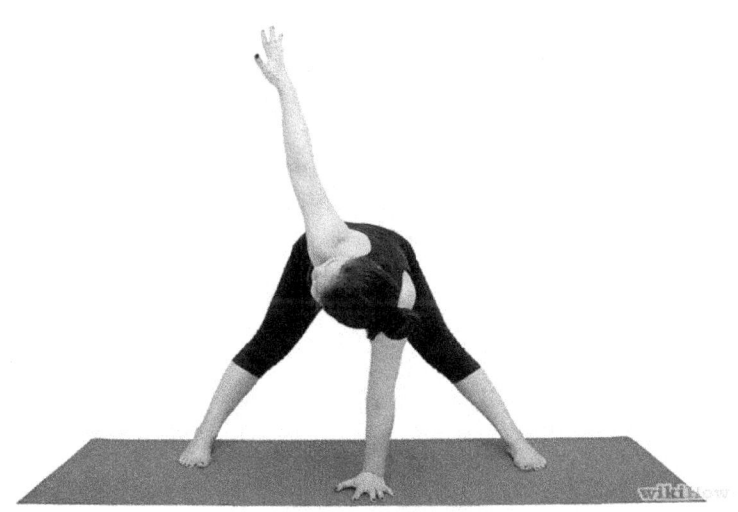

2. Windmühle = Wir grätschen die Beine auseinander, beugen uns in der Windmühle vor, drehen uns in der Wirbelsäule und denken:"**Meine Ziele sind ...**". **Welche Ziele möchtest du in deinem Leben erreichen? Zähle drei Ziele auf.**

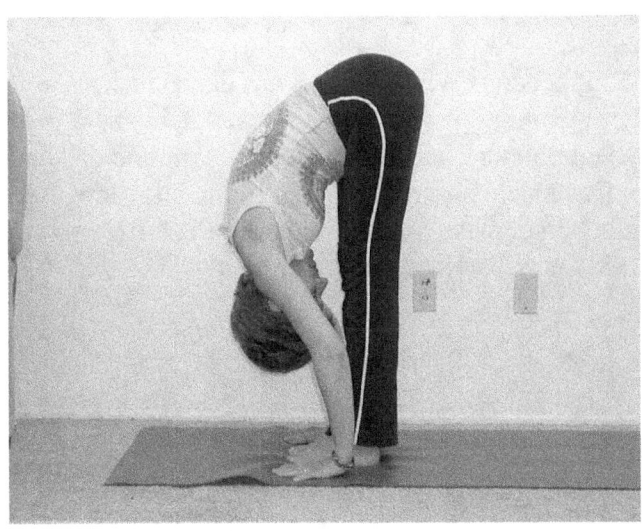

3. Frosch = Wir beugen uns aus dem Stand mit dem Oberkörper vor. Wir stützen uns mit den Händen auf dem Boden ab und bewegen den Hintern nach unten in die Hocke und wieder nach oben in die Vorbeuge. Der Kopf geht dabei nach oben und wieder herunter zur Erde. Wir praktizieren mehrmals den Frosch und denken: **"Ich habe Kraft und Ausdauer."**

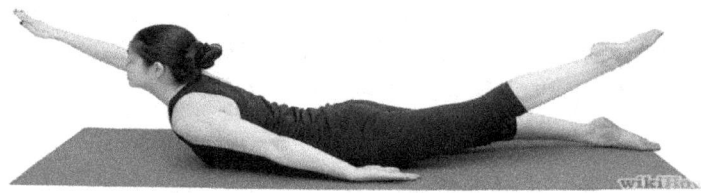

4. Arm-Beinheben = Wir legen uns auf den Bauch. Wir heben den linken Arm und das rechte gestreckte Bein an. Wir senken beides wieder ab und heben den rechten Arm und das linke Bein an. Das machen wir mehrmals. Beim entgegengesetzten Armbeinheben denken wir: **"Ich nehme die Dinge so an, wie sie sind."** Was willst du heute annehmen?

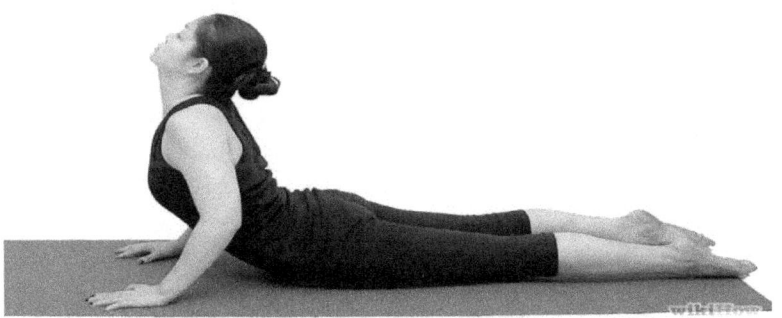

5. Oberkörperheben = Wir liegen auf dem Bauch, stützen die Hände seitlich auf den Boden und drücken mehrmals den Oberkörper hoch und runter. Das ist eine einfache Form des Liegestützes, bei der das Becken auf dem Boden bleibt. Beim Ein- und Ausatmen denken wir: **"Ich lasse meine falschen Wünsche los."** Was möchtest du heute loslassen?

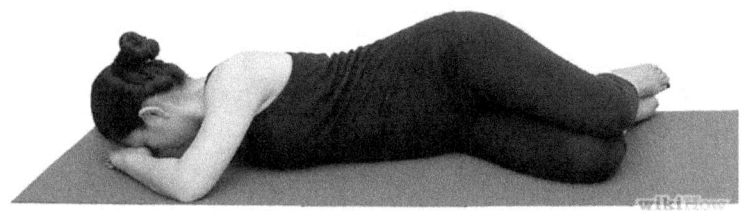

6. Beckendrehen = In der Bauchlage drehen wir entspannt das Becken hin und her. Der Kopf liegt auf den Händen. Wir denken: **"Ich bin traurig, weil … ".** Was ist heute dein Grund der Trauer?

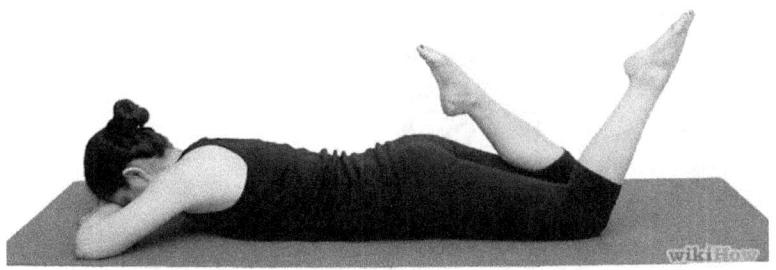

7. Füßebewegen = Wir bewegen in der Bauchlage sanft die
Füße und denken: **"Ich verzeihe ... (Ich verzeihe meinem
Partner/Eltern, dass er/sie .... Ich verzeihe dem
Kosmos/Gott, dass mein Leben so schwer ist. Ich verzeihe
mir, dass ich ...)"**.Wem möchtest du heute was verzeihen?
Denken deine Worte so lange, bis in dir ein Gefühl der Trauer,
des Loslassens und des Verzeihens entsteht.

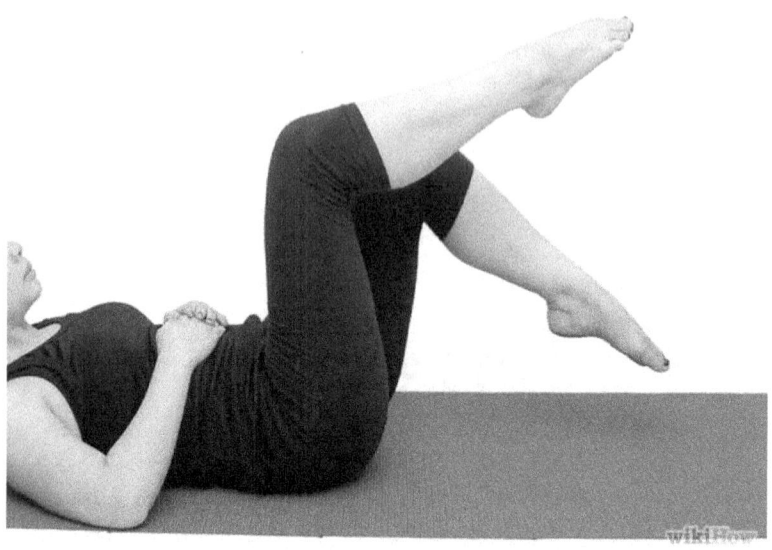

8. Radfahren = Wir drehen uns auf den Rücken, heben den Kopf und fahren mit Armen und Beinen Rad. Dabei denken wir: **"Ich gehe den Weg des Positiven. Mein positiver Satz ist heute ... ".**

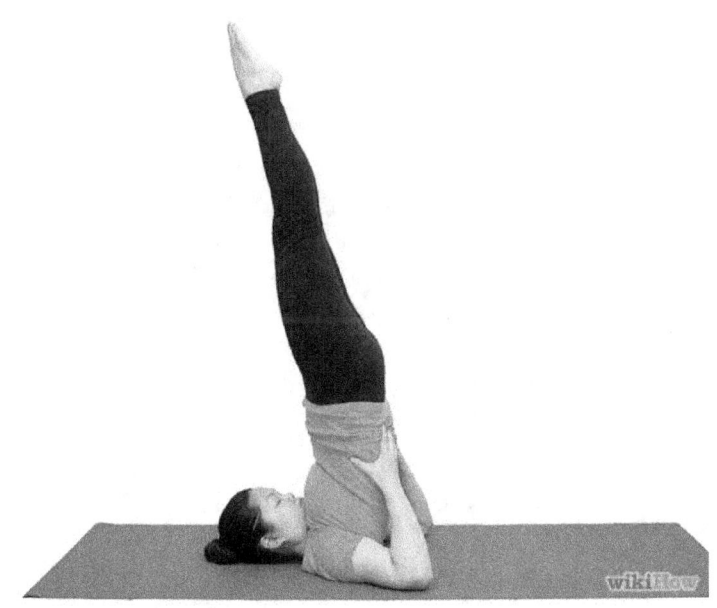

9. Kerze = Wir strecken die Beine zum Himmel und stützen uns mit den Händen am Rücken ab. **Wir visualisieren den Himmel, bewegen die Füße und denken mehrmals das Mantra "Himmel", bis die Energie des Himmels in uns hineinfließt.**

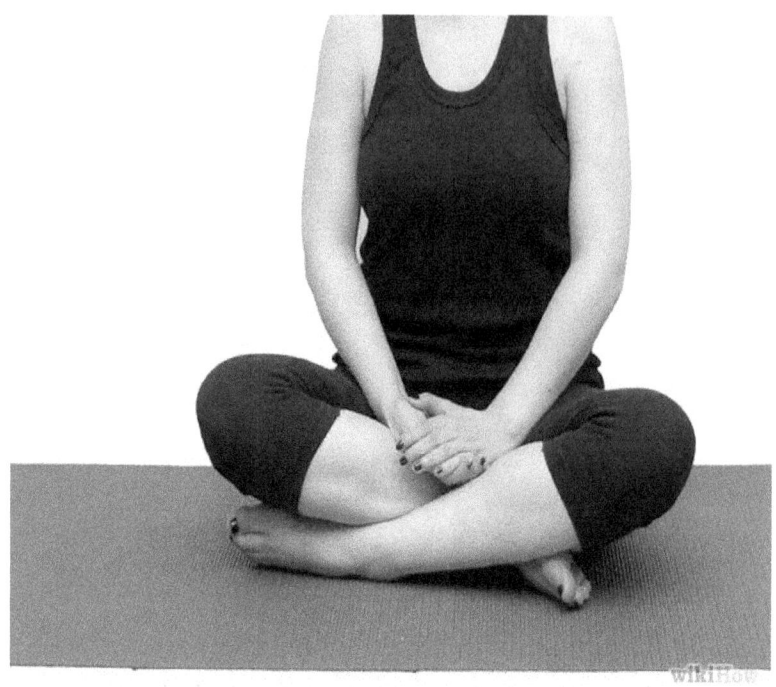

10. Meditationssitz = Wir rollen aus der Kerze ab in den
Meditationssitz (Schneidersitz, Fersensitz). Wir legen die
Hände in den Schoß. Der Rücken ist gerade und der Bauch
entspannt. Wir bewegen segnend eine Hand und senden allen
Feinden und Schwierigkeiten Licht. Wir hüllen sie mit Licht
ein und denken: **"Ich sende Licht zu … Mögen alle Wesen
glücklich sein. Möge es eine glückliche Welt geben."** Wir
stoppen eine Minute alle Gedanken und entspannen uns
danach.

4. Büro-Yoga

Video YouTube: Stuhl Yoga (Chair Yoga) für Anfänger

Der heutige Berufsalltag ist geprägt von viel Stress und Überforderung. Der Büro-Yoga hilft uns auch im Beruf unsere Gesundheit und unser inneres Glück zu bewahren.

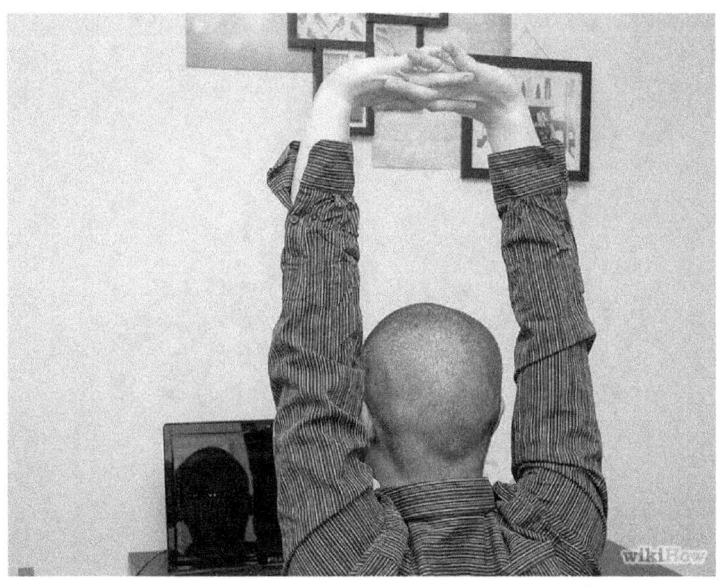

1. Wir falten die Hände zusammen, drehen die Handflächen nach oben und strecken uns genußvoll. Wir lassen die Hände über dem Kopf und atmen mehrmals tief ein und aus.

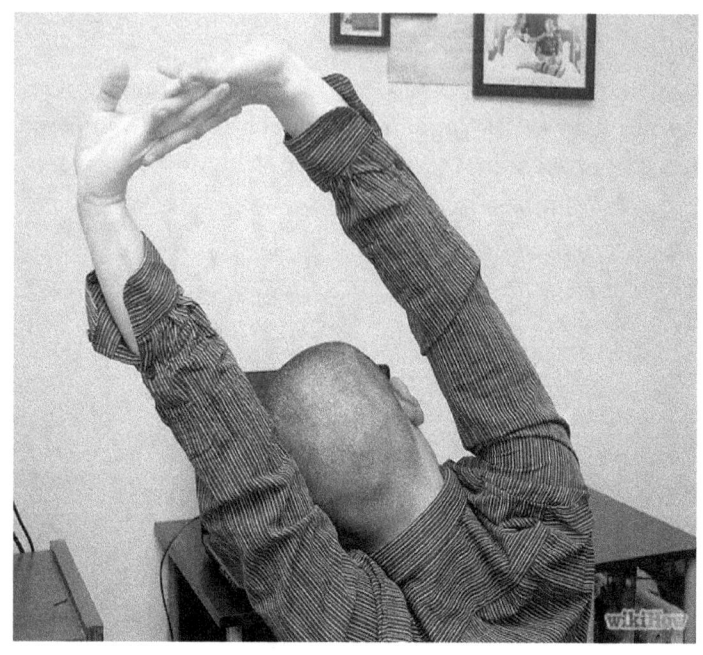

2. Wir dehnen uns zur rechten und zur linken Körperseite. Wir halten die Hände weiter über dem Kopf und atmen mehrmals in die jeweilige Außenseite unseres Körpers hinein.

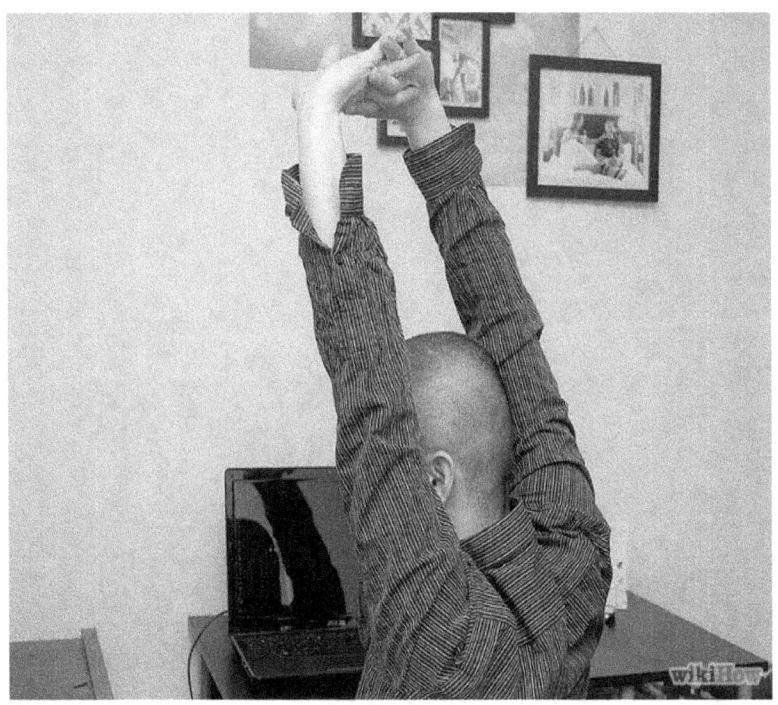

3. Wir drehen uns in der geraden Wirbelsäule mehrmals nach rechts und links.

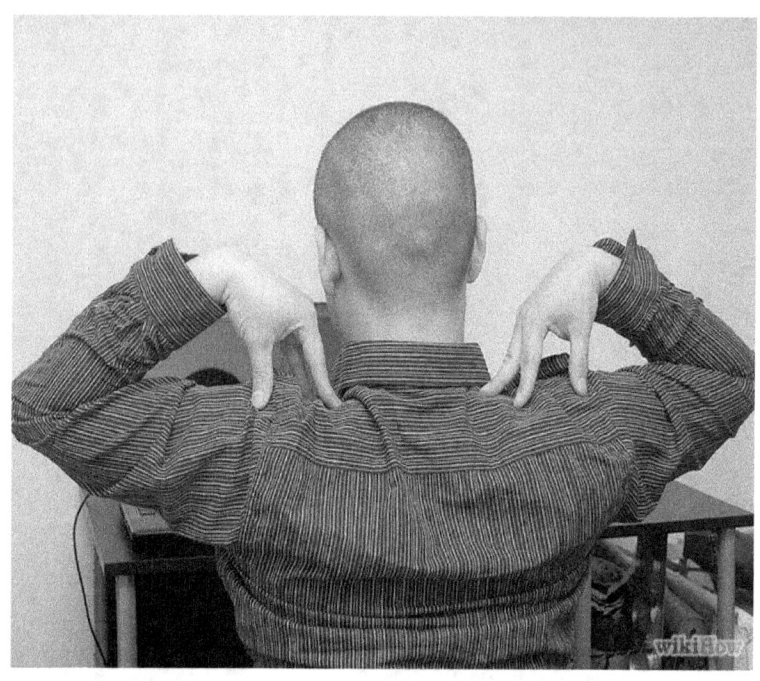

4. Wir legen die Hände auf die Schultern und machen
dynamische Kreise mit den Ellenbogen. Wir lösen die
Verspannungen in den Schultern und im Nacken. Wir spüren,
welche Bewegung wir brauchen und was uns gut tut. Wir
machen kleine und große Kreise.

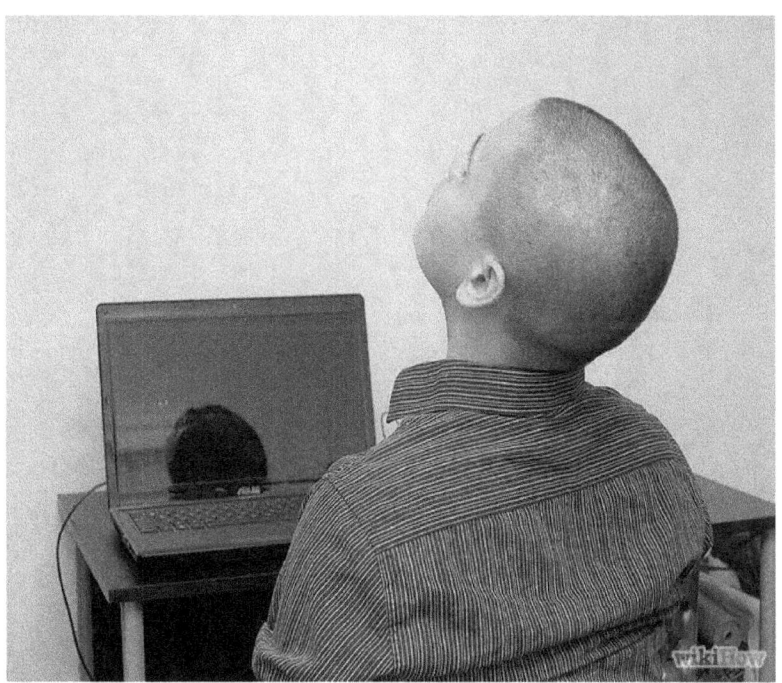

5. Wir legen die Hände auf die Beine. Wir dehnen den Kopf nach hinten, zur rechten Seite, zur linken Seite und lassen ihn nach vorne hängen. Wir atmen mehrmals entspannt ein und aus.

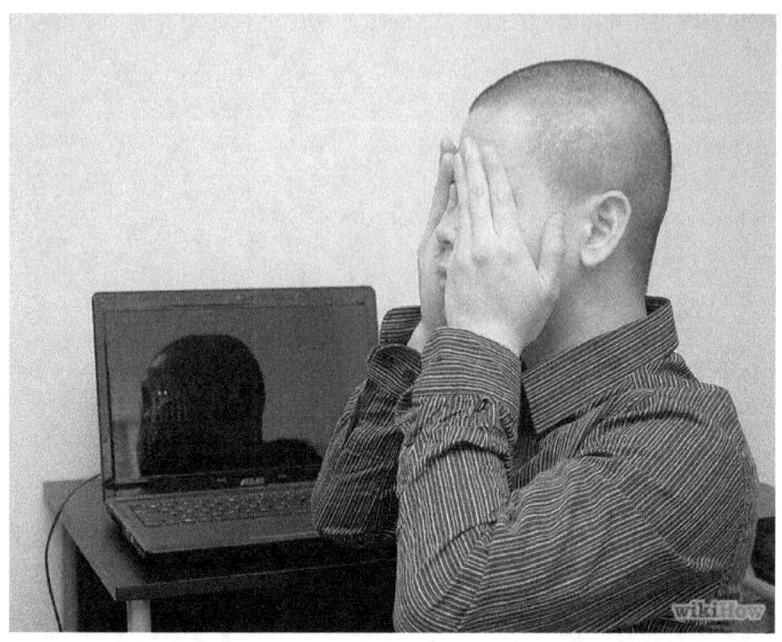

6. Wir reiben die Augen und das Gesicht, damit wir wieder klar
sehen können. Wir visualisieren eine Heilfarbe und massieren
sie vom Kopf bis zu den Füßen in den Körper ein. Dabei
beugen wir uns ganz vor und reiben auch die Erde. Wir denken
den Namen der Farbe als Mantra: "Orange, blau, gold, rosa
…". Was ist heute deine Heilfarbe?

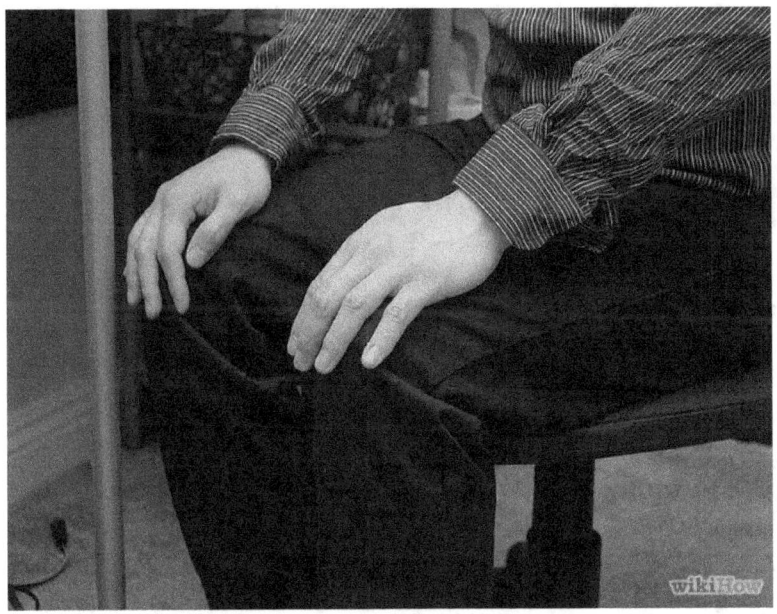

7. Wir legen die Hände in den Schoß und denken das Mantra: "Ich bin ein Buddha (eine Göttin) der Ruhe. Ich lebe in der Ruhe. Ich gehe den Weg der Ruhe." Dann bewegen wir segnend eine Hand und senden allen Wesen Licht: "Ich sende Licht zu … Mögen alle Wesen glücklich sein. Möge es eine glückliche Welt geben."

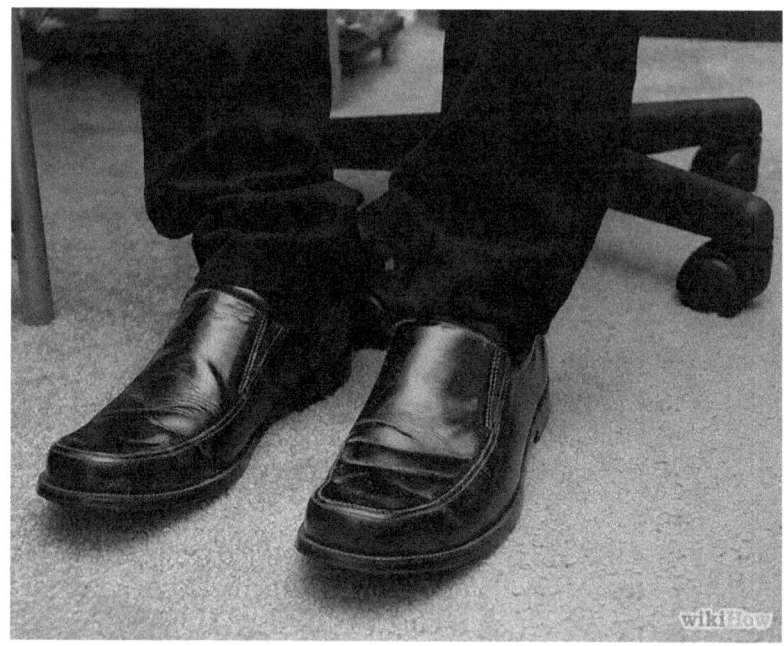

8. Wir reiben mit unseren Füßen die Erde, visualisieren uns als Baum und denken das Mantra: "Wurzeln, Baumstamm, Blätter, Krone." Wir lassen die Wurzeln tief in die Erde wachsen und denken das Mantra so lange, bis wir gut in der Erde verwurzelt sind. Ein kleiner Vogel kommt geflogen, setzt sich auf den Baum und gibt uns einen positiven Satz. Wie sieht dein Vogel aus? Was sagt er dir heute? Mit Optimismus voran.

5. Yoga der Energie

Die Übungen des "Energie-Yoga" aktivieren die Chakren und deine Energie (Qi, Prana). Sie geben dir Frieden und Kraft.

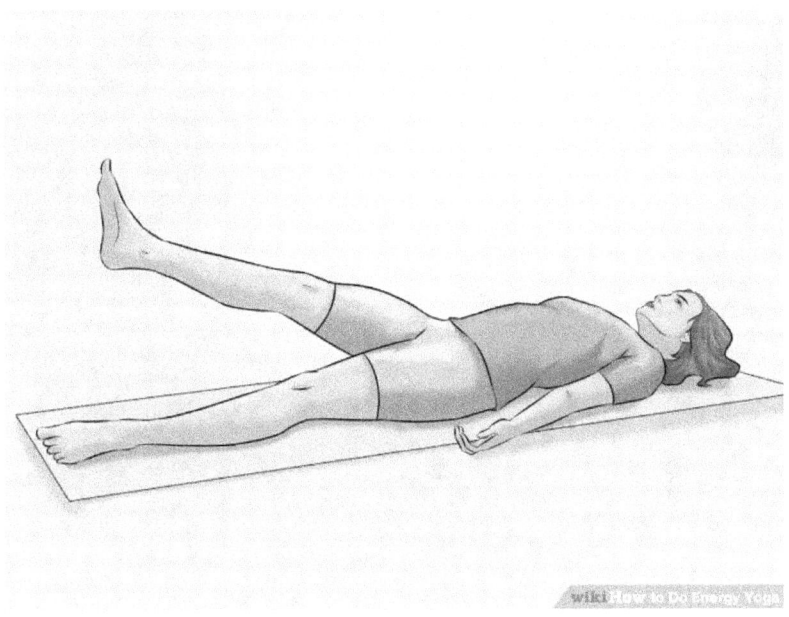

1. Hebe das ausgestreckte rechte Bein und halte es in der
Luft. Ziehe den rechten Fuß zum Körper, konzentriere dich auf
die Position und entspanne so den Bauch. Hebe dann das linke
Bein an und mache dasselbe.

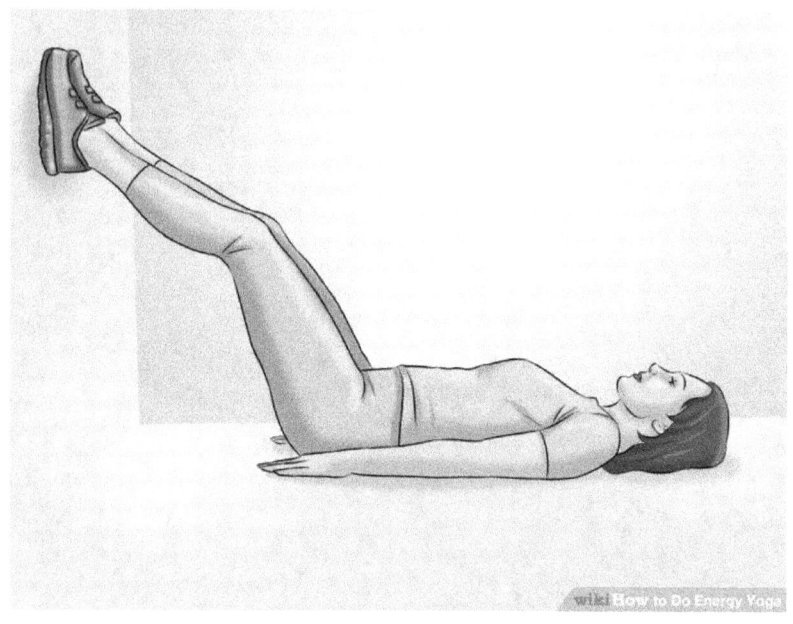

2. Hebe beide Beine (so vertikal wie möglich) und den Kopf an. Strecke die Arme zum Himmel (anders als auf dem Foto). Halte die Position und atme entspannt in den Bauch.

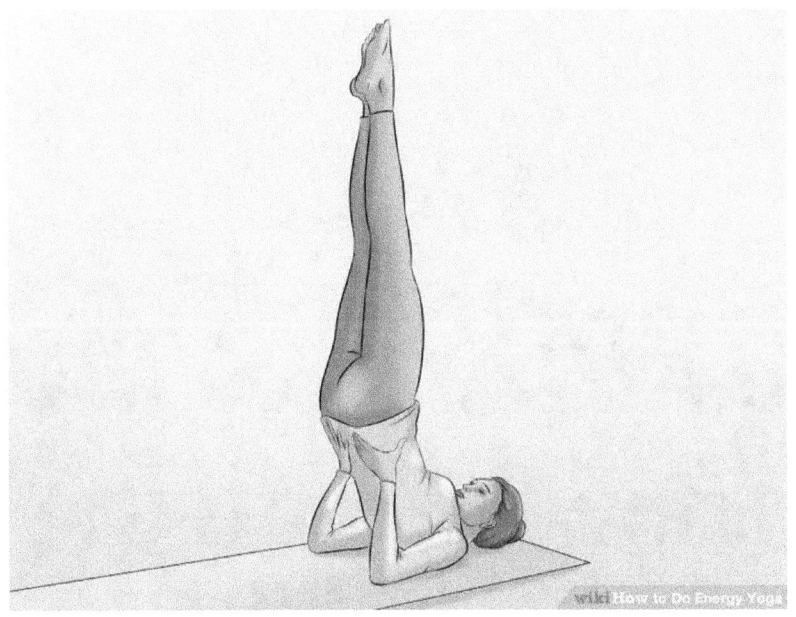

3. Gehe in die Kerze, hebe das Gesäß an und strecke die Beine in den Himmel. Die Hände unterstützen den Rücken. Entspanne dich in der Kerze. Denke das Mantra, "Kerze, Kerze, Kerze." Bewege leicht die Füße. Spüre, wie die Energie vom Himmel in den Körper fließt.

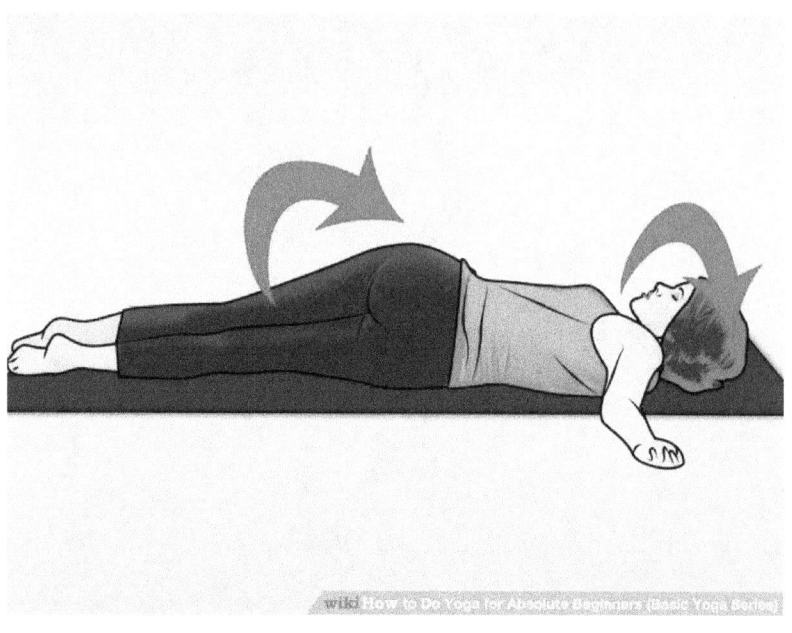

4. Lege dich hin und drehe die Wirbelsäule ein paar Mal.
Drehe das Becken nach rechts und den Kopf nach links. Und
umgekehrt. Drehe die Wirbelsäule so weit wie möglich.
Konzentriere dich auf die Wirbelsäule, um die Kundalini
Energie zu aktivieren. Denke das Mantra "Wirbelsäule."

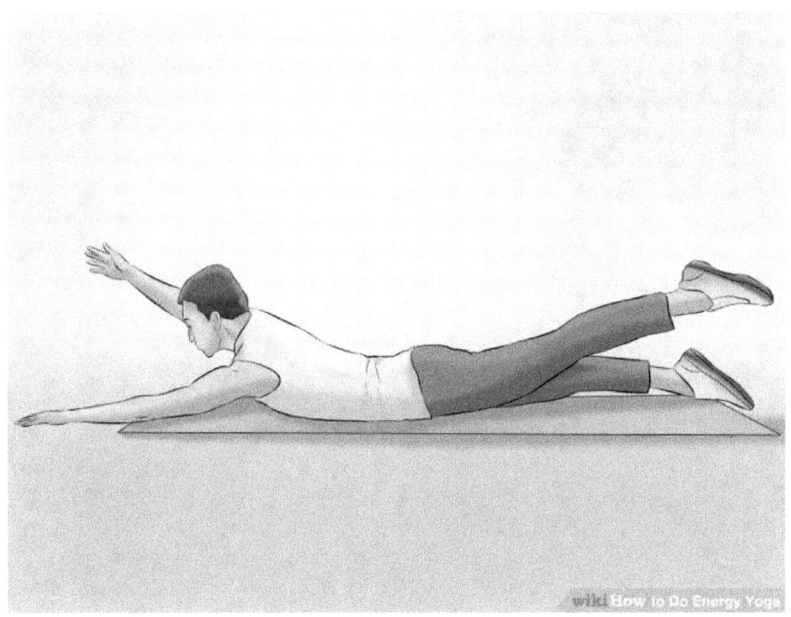

5. Lege dich auf den Bauch und hebe das rechte Bein und den linken Arm an. Hebe dann das linke Bein und rechten Arm an. Tue dies mehrmals dynamisch hin und her. Zähle 1 bis 20 in deinem Körper.

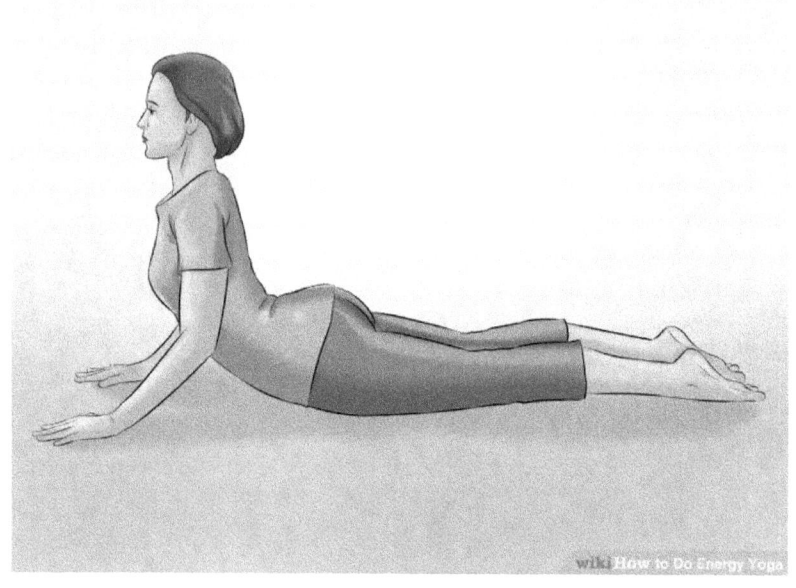

6. Mache die Kobra: Ziehe den Kopf zurück und bringe die Füße so weit wie möglich an den Kopf. Visualisiere einen Lichtstrahl von den Füßen zum Kopf und denke das Mantra "Licht, Licht, Licht." Du kannst deine Füße leicht bewegen.

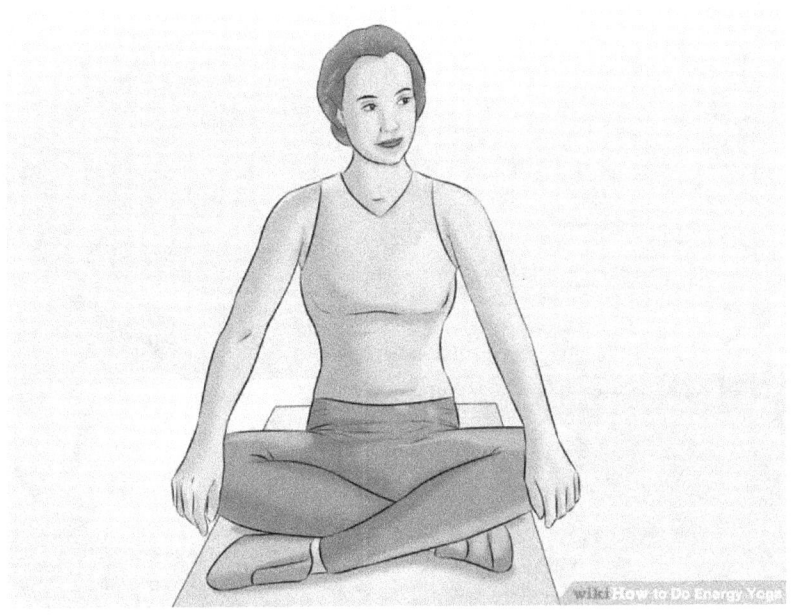

7. Setze dich im Schneidersitz oder im Fersensitz hin. Der
Rücken ist gerade und der Bauch entspannt.
A) Bewege eine Hand zum Segen und denke: "Ich sende Licht
zu allen meinen Freunden. Mögen alle Wesen glücklich sein.
Möge es eine glückliche Welt geben."
B) Lege deine Hände vor dem Herzchakra zusammen, verbinde
dich mit deinem spirituellen Meister und denke: "Om alle
erleuchteten Meister. Om innere Weisheit. Ich bitte um
Führung und Hilfe auf meinem Weg."
C) Leg deine Hände in der Meditationshaltung in deinen Schoß
und denke: "Om, Om, Om" im Bauch. Komme zur Ruhe.
Entspanne dich.

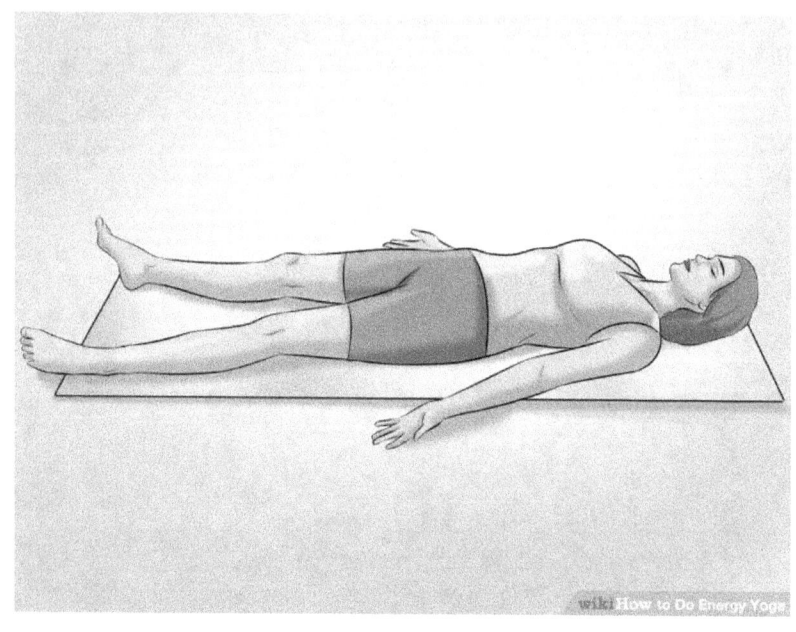

8. Lege dich hin und hülle dich vollständig mit Licht ein. Visualisiere Licht um dich herum und denke das Mantra "Licht, Licht, Licht." Bewege die Füße und Zehen. Dann entspanne dich vollständig. Genieße die gute Energie, in der du jetzt bist.

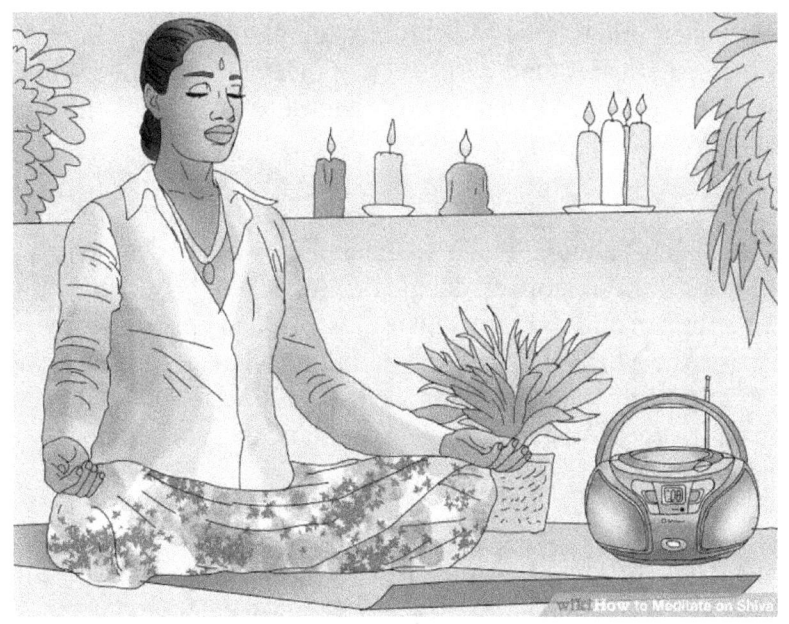

Meditation

Wikipedia: *In westlichen Ländern wird die Meditation auch unabhängig von religiösen Aspekten oder spirituellen Zielen zur Unterstützung des allgemeinen Wohlbefindens und im Rahmen der Psychotherapie praktiziert. Regelmäßige Meditation kann beruhigend wirken und wird des Öfteren in bestimmten Formen auch in der westlichen Medizin als Entspannungstechnik empfohlen. In der Tradition des Yoga unterstützen verschiedene Körperhaltungen und -übungen, Atemtechniken, sowie Fasten und andere Arten der Askese die Meditation-*

1. Progressive Muskelentspannung

Die Muskelentspannung nach Jacobsen ist die bekannteste und

am meisten praktizierte Meditationstechnik im Westen. Sie ist einfach zu erlernen und wirkt bei den meisten Menschen sehr gut. In dieser abgewandelten Form wurde sie von Yogi Nils in seinen Yoga Gruppen entwickelt.

1. Muskelanspannung = Wir spannen die Muskeln der Beine und Füße an. Wir stoppen dabei alle Gedanken. Wir können die Luft anhalten oder normal weiter atmen. Dann entspannen wir bewusst die Muskeln der Beine und Füße. Genauso machen wir es mit den Armen und Händen, dem Kopf (Gesicht) und dem ganzen Körper. Anspannen – kurz halten/Gedanken stoppen – entspannen.

2. Zählen = Wir konzentrieren uns auf unseren Kopf, atmen in den Kopf hinein und zählen im Kopf mehrmals die Zahlen von 1 bis 20. Das Gleiche machen wir mit dem Brustkorb, dem Bauch und den Beinen. Zum Schluss visualisieren wir einen großen Ball unter den Fußsohlen und zählen die Zahlen 1 bis 20 im Ball. Danach gehen wir ohne Pause zum Lichtkreisen über.

3. Lichtkreisen = Wir stellen uns am Himmel eine schöne Sonne vor. Die Sonne strahlt Licht und Wärme auf uns herab. Wir spüren das Licht und die Wärme auf unserer Haut. Es ist, als ob wir im Urlaub entspannt in der Sonne liegen. Wir genießen die Sonne. Dann nehmen wir einen goldenen Sonnenstrahl und hüllen uns damit vollständig ein. Wir lassen das Licht um unseren Körper kreisen und denken dabei das Mantra "Licht". Danach lassen wir das Licht in uns hineinfließen, kreisen in unserem Körper mit dem Licht und denken das Mantra "Licht". Wir füllen den ganzen Körper mit Licht.

4. Licht weitergeben = Wir senden das Licht zu einem anderen Menschen, hüllen ihn mit Licht ein und denken das Mantra "Licht". Wem möchtest du heute Licht senden? Stelle dir vor, dass das Licht wirklich bei deinem Mitmenschen ankommt. Sende dann der ganzen Welt Licht, hülle sie mit Licht ein und denke: "Mögen alle Wesen glücklich sein. Möge es eine glückliche Welt geben."

5. Gedankenstopp = Wir stoppen eine Minute alle Gedanken. Dann verweilen wir etwas in der Meditation. Die Gedanken dürfen jetzt kommen, wenn sie es möchten. Wir spüren in den Körper hinein und genießen die Ruhe und das Wohlgefühl. Wenn wir genug meditiert haben, kommen wir wieder zurück. Wir bewegen die Füße und die Hände. Wir strecken und räkeln uns. Wir setzen uns auf und sind wieder da.

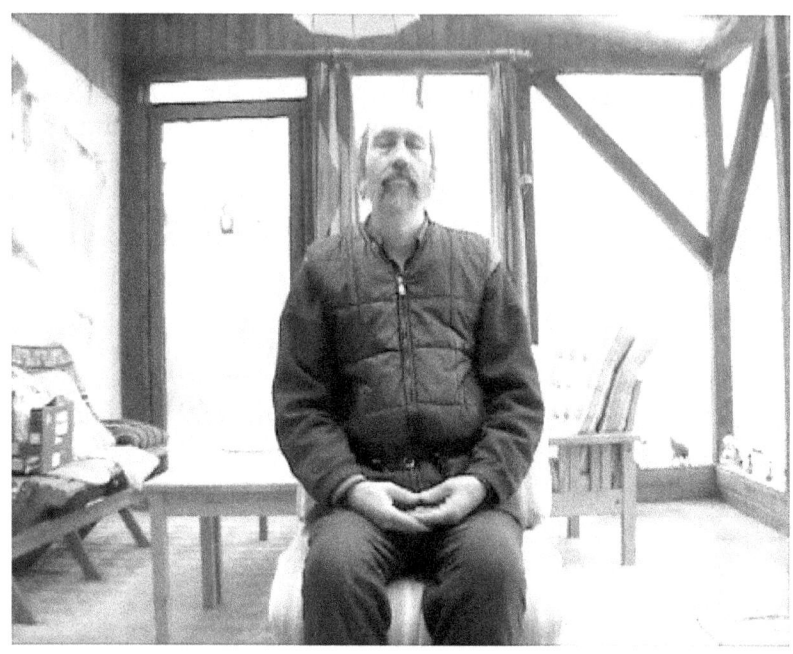

2. Kundalini-Meditation

Mit dem Sternkreisen aktivieren wir die Kundalini Energie und
dann meditieren wir mit dem Shambavi Mudra auf das Licht in
uns. Wir gelangen so schenll zu innerem Frieden und Glück.
Das Shambavi Mudra ist Shivas Hauptmeditation.

1. Erde = Wir visualisieren einen hellen Stern. Wir stellen uns
die Erdkugel unter uns (Füßen) vor und kreisen mit dem Stern
in der Erdkugel. Dabei denken wir das Wort "Erde" als Mantra.
Wir kreisen so lange mit unserem Stern in der Erde, bis die
ganze Erdkugel unter uns voller Licht ist. Wir können dabei die
Erde auch mit den Füßen reiben.

2. Sonne = Wir stellen uns über uns (Scheitelchakra) am Himmel eine schöne Sonne vor. Wir lassen unseren Stern so lange in der Sonne kreisen, bis das Licht der Sonne zu uns herab fließt und unseren Körper mit Licht füllt. Dabei denken wir mehrmals das Mantra "Sonne". Wenn das Licht nicht herab fließen will, reiben wir wieder etwas mit den Füßen die Erde.

3. Körper = Wir kreisen mit dem Stern um unseren Körper und denken dabei das Mantra "Körper". Wir reinigen alle Verspannungen um unseren Körper herum. Wir hüllen uns vollständig mit Licht ein. Wir können dabei etwas die Füße oder die Zehen bewegen.

4. Im Körper = Wir lassen den Stern überall im Körper kreisen. Wir reinigen nacheinander alle Körperbereiche von ihren Verspannungen und füllen sie mit Licht. Dabei denken wir das Mantra "Licht". Wir kreisen mit dem Stern insbesondere in unserem Kopf, im Brustkorb, im Bauch, in den Beinen und in den Füßen.

5. Licht senden = Wir bewegen segnend eine Hand und senden allen Wesen Licht: "Ich sende Licht zu … (Name). Mögen alle Wesen glücklich sein. Möge es eine glückliche Welt geben."

6. Om Shanti = Wir spannen die Muskeln im Becken, im Bauch und im Brustkorb an. Wir halten die Anspannung etwas und entspannen dann. Das machen wir noch einmal. Dann atmen wir mehrmals tief in den Bauch. Wir denken beim Einatmen "Om" und beim Ausatmen "Shanti". Wir kommen mit dem Mantra "Om – Shanti" immer mehr zum inneren Frieden. Unsere Gedanken werden immer ruhiger.

7. Shambhavi-Mudra = Shambhavi ist des Mudra Shivas. Es heißt das Segensreiche und ist seine Hauptmeditationstechnik. Durch das Sternkreisen hat sich unsere Energie nach innen gewandt. Wir öffnen halb oder ganz die Augen und konzentrieren uns auf Energie in uns (das Licht, die Chakren oder den Kundalini-Kanal). Dadurch fließt die Energie der Augen nach innen und stabilisiert unsere Meditation. Wir stoppen alle Gedanken. Wir verweilen einige Zeit in einer ruhigen Meditation. Dann kommen wir langsam zurück.

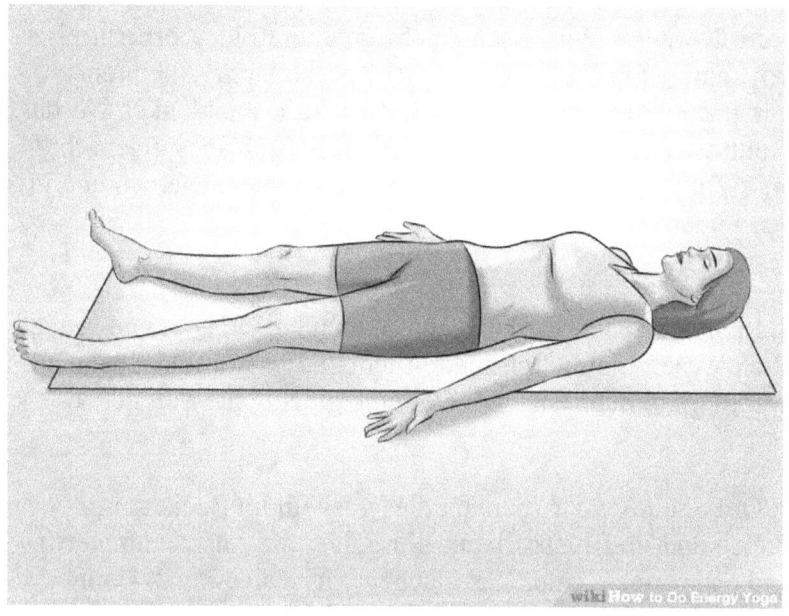

3. Lichtmeditation

Video Meditation im Liegen (15 Min.)

Dies ist die Hauptmeditation in den Yogagruppen des Autors. Sie beendet jede Yogastunde. Wir legen oder setzen uns bequem hin. Decke dich beim Liegen zu, damit dir nicht kalt wird.

1. Entspannung = Wir spannen die Muskeln der Beine und der Füße an. Wir halten die Anspannung, stoppen alle Gedanken und atmen in die Beine hinein. Dann entspannen wir uns kurz. Wir spannen die Muskeln der Arme und Hände an. Wir atmen in die Arme und Hände hinein. Wir entspannen uns. Wir spannen die Muskeln des Kopfes und des Gesichtes an. Wir atmen in das Gesicht hinein. Wir entspannen uns. Wir spannen die Muskeln des ganzen Körpers an. Wir atmen in den ganzen Körper hinein. Wir entspannen uns.

2. Zahlen 1 bis 20 = Wir zählen mehrmals im Kopf die Zahlen von 1 bis 20, konzentrieren uns auf den Kopf und atmen in den Kopf hinein. Unser Geist kommt zur Ruhe. Wir konzentrieren uns auf den Brustkorb, atmen in den Brustkorb hinein und zählen im Brustkorb die Zahlen von 1 bis 20. Wir atmen in den Bauch und zählen dort die Zahlen von 1 bis 20. Wir konzentrieren uns auf die Beine und Füße und zählen dort die Zahlen von 1 bis 20. Wir visualisieren unter den Fußsohlen einen großen Ball vor und zählen die Zahlen von 1 bis 20 im Ball.

3. Sonne am Himmel = Wir stellen uns am Himmel eine schöne Sonne vor. Sie sendet ihre Strahlen auf uns herab. Wir spüren ihr Licht und ihre Wärme auf unserer Haut. Es ist, als ob wir

im Urlaub in der Sonne liegen. Wir genießen das Sonnenlicht.

4. In Licht einhüllen = Wir hüllen unseren ganzen Körper mit Licht ein. Wir nehmen einen goldenen Sonnenstrahl und lassen das Sonnenlicht überall um uns herum kreisen. Dabei denken wir das Mantra "Licht". Wir lassen das Sonnenlicht in uns hineinfließen und füllen uns ganz mit Licht. Wir denken das Mantra "Licht".

5. Gedankenstopp = Wir stoppen eine Minute alle Gedanken und bewegen dabei sanft die Füße. Wir konzentrieren uns auf unsere Füße und bewegen sie immer weiter, bis unser Geist ganz zur Ruhe kommt.

6. Entspannung = Wir liegen einige Minuten einfach nur da und entspannen uns. Gedanken und Gefühle können kommen und gehen, wie sie wollen.

7. Zurückkommen = Wir kommen langsam zurück. Wir bewegen die Füße und die Hände. Wir strecken und räkeln uns. Wir setzen uns auf und sind wieder da.

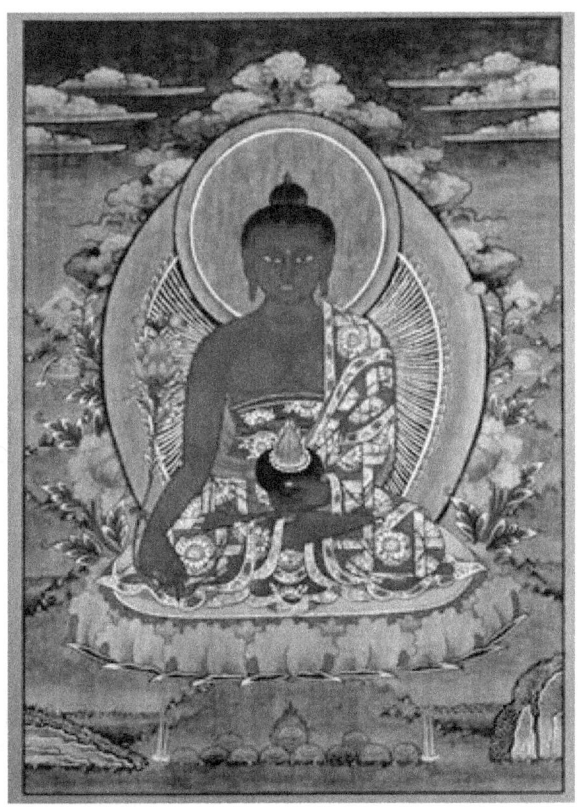

4. Heilmeditation

Video Heil-Meditation

1. Sonne = Wir visualisieren über uns eine schöne Sonne, heben beide Hände seitlich in Kopfhöhe an und denken mehrmals das Mantra "Sonne". Wir lassen das Licht der Sonne auf uns herab fließen und massieren es in den Körper ein.

2. Erdkugel = Wir visualisieren unter uns die Erdkugel, reiben mit den Händen (oder Füßen) die Erde und denken: "Ich sende Licht zur ganzen Erde. Mögen alle Wesen auf der Welt glücklich sein."

3. Heilmassage = Wir überlegen, welcher Körperteil von uns im Moment der Heilung bedarf. Wir lassen Licht in ihn hineinfließen, massieren ihn kreisend und denken längere Zeit das Wort "Licht" als Mantra. Durch die Lichtmassage lösen wir die Verspannungen in dem jeweiligen Körperbereich und ermöglichen ihm dadurch die Selbstheilung. Wir können das Licht in einer Farbe visualisieren, bei der wir das Gefühl haben, dass sie uns heilt. Wir denken den Namen der Farbe als Mantra. Wir können nacheinander auch in mehrere Körperteile Licht einmassieren.

4. Kosmos = Wir visualisieren um uns herum den Kosmos voller Sterne, machen große Kreise mit den Armen und denken: "Om Kosmos. Ich nehme das Leid in meinem Leben an. Ich gehe konsequent den Weg der Gesundheit und der Heilung."

5. Buddha der Heilung = Wir visualisieren vor oder über uns den Buddha der Heilung. Wir reiben die Hände vor dem Herzchakra und denken: "Om Buddha der Heilung. Om innere Weisheit. Ich bitte um Führung und Hilfe auf meinem Weg."

6. Heilfrage = Wir konzentrieren uns auf den heilungsbedürftigen Körperbereich oder auf ein persönliches Problem. Wir denken darüber nach, was der Weg unserer Heilung ist. Was sagt unsere innere Weisheit, was wir zu tun

haben? Welche hilfreichen Gedanken fallen uns ein? Wir denken so lange nach, bis wir mit der Problemlösung zufrieden sind. Wenn wir keine Antwort hören, sind wir entweder blockiert (wir wollen die wahren Ursachen des Problems nicht sehen) oder wir können nur schlecht Kontakt mit unserer inneren Stimme aufnehmen (wir spüren uns selbst nur schlecht). Der beste Weg ist es dann, langsam ins Nachdenken zu kommen.

7. Mitmenschen = Wir bewegen eine Hand segnend in Höhe des Herzchakras und denken: "Ich sende Licht zu (Name). Mögen alle Menschen, die das gleiche Problem wie ich haben, geheilt werden." Wir hüllen sie geistig mit Licht ein und lassen Licht in sie hineinfließen. Wir fühlen uns real mit ihnen verbunden.

8. Entspannung = Eine Minute Gedankenstopp. Entspannung.

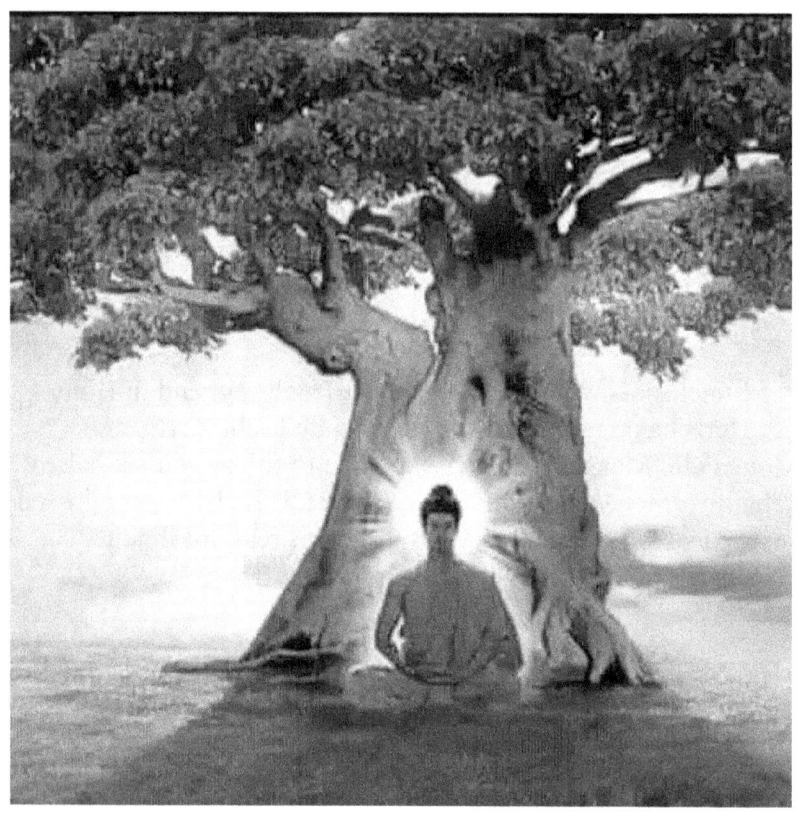

5. Atem Meditation

Durch die Atem Meditation können wir spirituelle Energie
aufnehmen und unseren Körper mit Licht füllen. Unser Geist
wird friedlich und positiv.

1. Ausatmen = Wir konzentrieren uns auf das Ausatmen. Wir
atmen tief ein und aus. Wir atmen alle unsere Sorgen aus. Wir
geben alle unsere Sorgen an den Kosmos (Gott, das Leben) ab.
Benenne alle deine Sorgen: "Mein Kummer, meine Sorgen,

meine Probleme sind … ". Zähle alle deine Sorgen auf. Atme
alle deine Sorgen aus. Gib sie an die Erde ab: "Ich lasse meine
Sorgen los. Ich nehme die Dinge so an, wie sie sind."

2. Einatmen = Wir konzentrieren uns auf das Einatmen. Wir
visualisieren eine Sonne am Himmel und atmen Licht ein. Wir
füllen mit jedem Atemzug unseren Körper mehr mit Licht. Wir
verbinden uns dem Positiven: "Positiv in meinem Leben ist …"

3. Besinnung = Wir besinnen uns auf den tieferen Sinn des
Lebens? Was ist wichtig in deinem Leben? Was ist dein Weg
der Wahrheit, Weisheit und Richtigkeit? Was ist dein Weg der
umfassenden Liebe? Was willst du für das Glück der deiner
Mitmenschen und der Welt tun? Denke das Mantra: "Mein Weg
der Weisheit ist …"

4. Mantra = Wir denken "So" beim Einatmen und "Ham" beim
Ausatmen. So ist die Sonne (das Licht) und Ham der Körper.
Wir konzentrieren uns auf das Atem-Mantra und laden uns
zwei Minuten mit Atemenergie auf. Unser Geist wird ruhig und
positiv. Atem beobachten = Wir beobachten zwei Minuten
einfach nur unseren Atem. Wir atmen ganz normal ein und aus.
Wir können den Atem im Bauch, im Brustkorb oder in der
Nase beobachten. Wir konzentrieren uns auf unseren Atem und
stoppen dadurch alle Gedanken.

5. Entspannung = Wir entspannen uns einige Minuten.

6. Shiva Meditation

Shiva ist der oberste Gott im Yoga. Wir können ihn als das Symbol für einen siegreichen Yogi sehen. Shiva ist ein Meister des Lebens. Er meistert das Leben mit den fünf Elementen/Eigenschaften Liebe (Erde), Freude (Luft), Weisheit (Wasser), Kraft (Feuer) und Ruhe (Raum, Kosmos). Er lebt im richtigen Moment die richtige Eigenschaft.

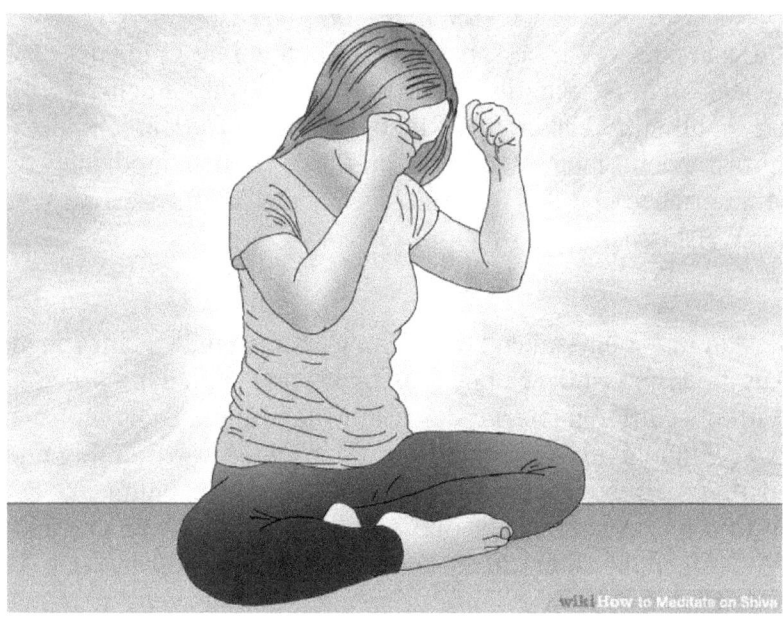

1. Der Sieger = Wir schütteln unsere Fäuste in Höhe des Kopfes und denken: "**Ich bin ein Sieger. Ich erreiche meine Ziele. Meine Ziele sind … "**.

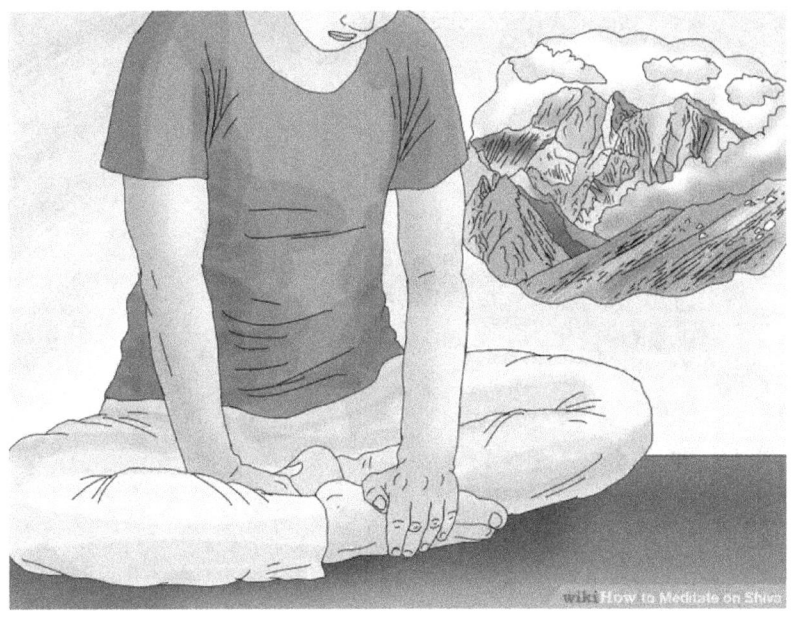

2. Der Starke = Wir reiben die Hände/Füße auf der Erde, visualisieren unter uns den Berg Meru und denken: **"Ich sitze auf dem Berg Meru (Weltenberg). Ich bewahre Gleichmut bei Leid. Ich gehe mit Ausdauer meinen Weg."**

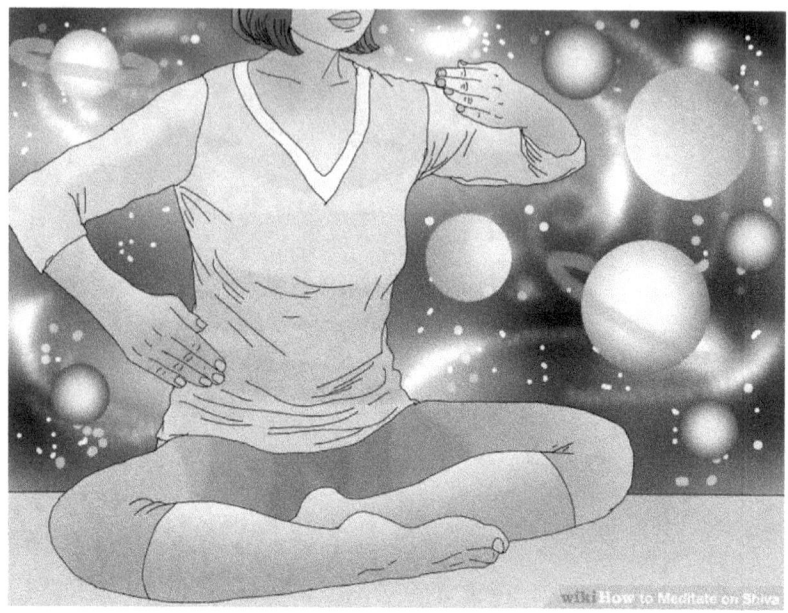

3. Der Gelassene = Wir machen große Kreise mit den Armen, visualisieren um uns herum den Kosmos voller Sterne und denken: "**Ich lebe in der großen Ordnung des Kosmos. Ich nehme die Dinge so an, wie sie sind. Ich fließe positiv mit dem Leben.**"

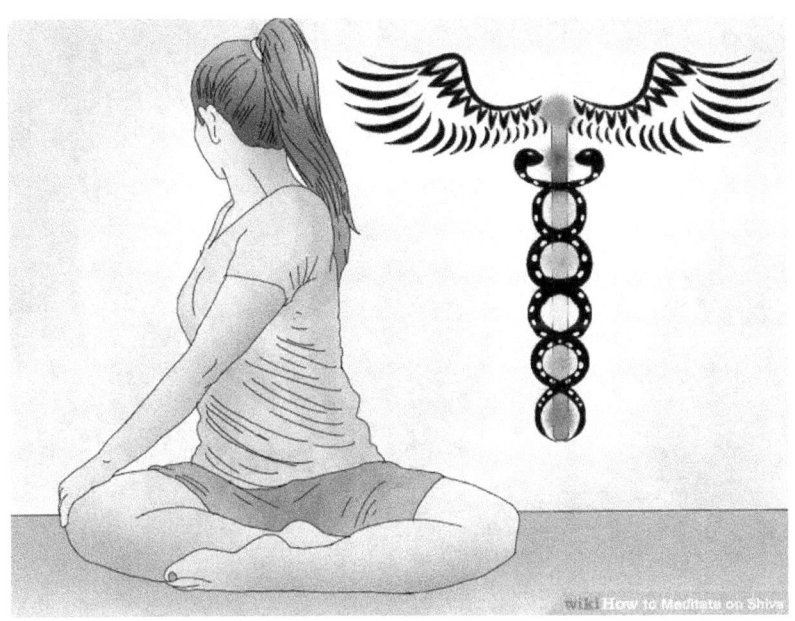

4. Der Hatha-Yogi = Wir visualisieren in uns die Kundalini-Schlange, bewegen die Zehen, kreisen mit den Daumen und denken: **"Ich bin ein Hatha-Yogi. Ich rette mich durch meine spirituellen Übungen."**

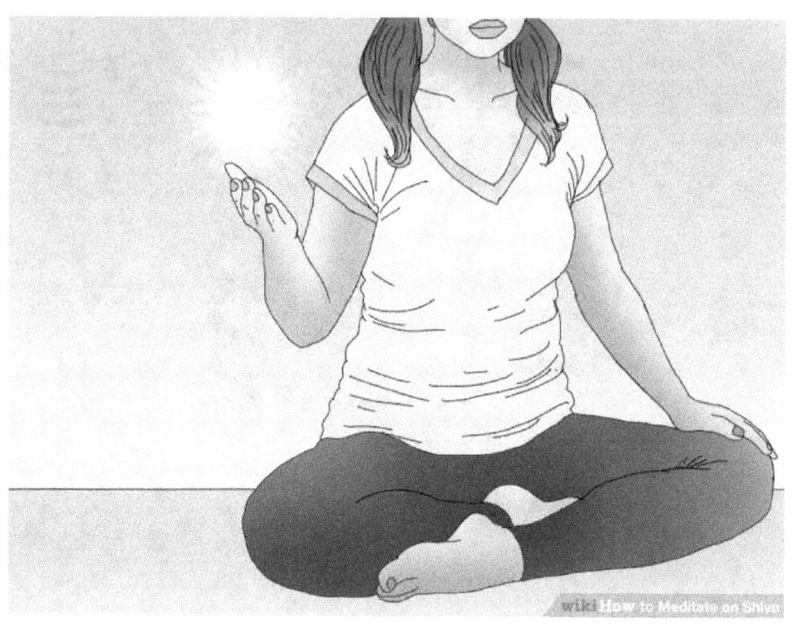

5.   Der Karma-Yogi = Shiva bedeutet übersetzt "Der Gute". Er lebt im kosmischen Bewusstsein und sieht sich in allen seinen Mitwesen. Er möchte, dass alle Wesen glücklich sind. Wir senden allen Wesen Licht und denken: "**Ich bin ein Karma-Yogi. Ich sende Licht zu … Mögen alle Wesen glücklich sein. Möge es eine glückliche Welt geben.**"

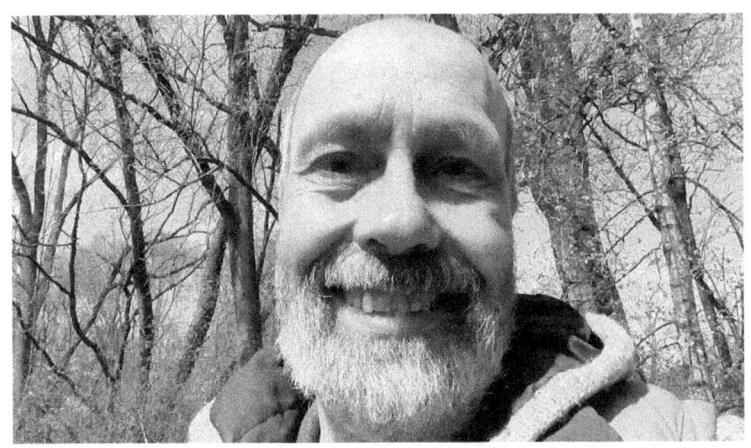

6. Meister-Yoga = Wir reiben die Hände vor dem Herzchakra, visualisieren über uns im Himmel die erleuchteten Meister und denken: **"Om alle erleuchteten Meister. Om innere Weisheit. Ich bitte um Führung und Hilfe auf meinem Weg."**

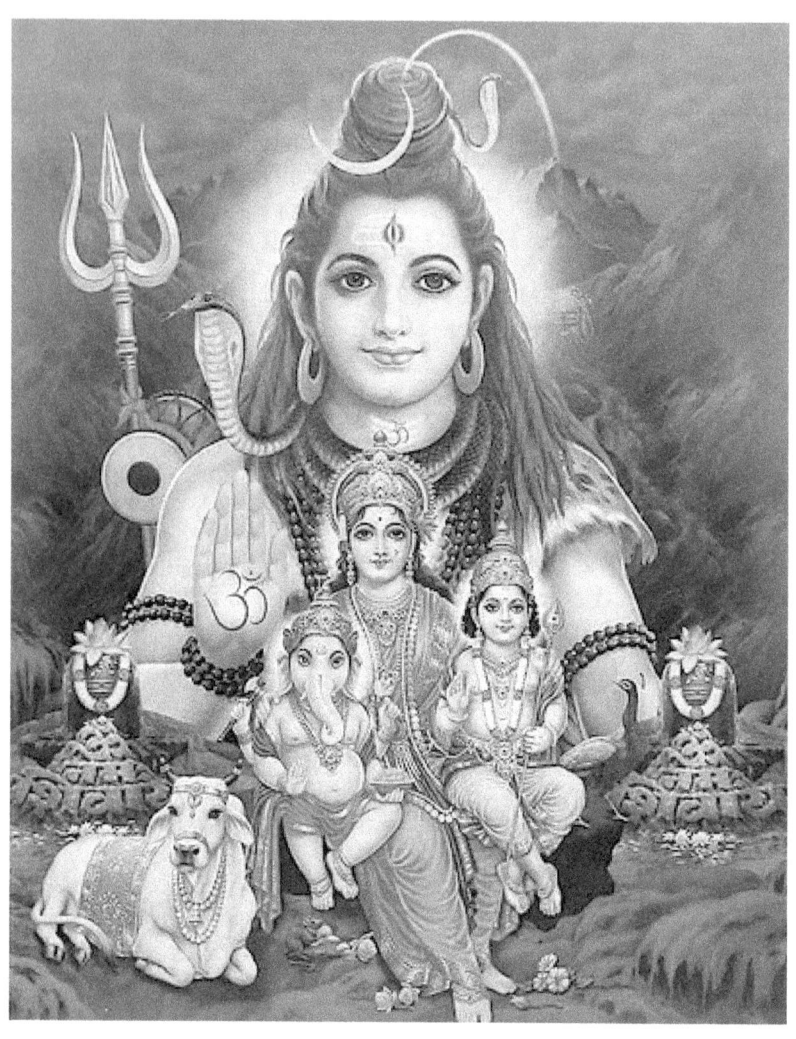

7. Shiva-Bild = Konzentriere dich auf ein Bild oder eine Statue von Shiva. Bewege eine Hand in Höhe des Herzchakras und nimm dadurch Energie von Shiva auf. **Denke mehrmals das Mantra "Om Namah Shivaya" (Ich verbinde mich mit Shiva) oder "Shivo Ham" (Ich bin Shiva). Spüre, wie mit dem Mantra die Energie Shivas (aller erleuchteten Yogis) in dich hineinfließt.**

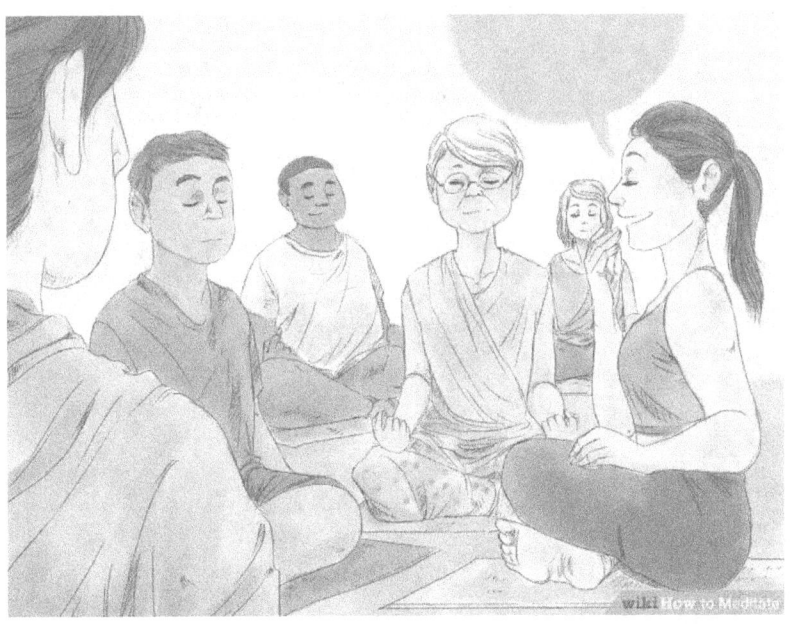

Meditation = Wir legen die Hände in den Schoß, bewegen die Zehen und denken das Mantra "Om" im Bauch. Dann stoppen wir eine Minute alle Gedanken. Wir verweilen einige Zeit entspannt in der Meditation und kommen dann zurück.

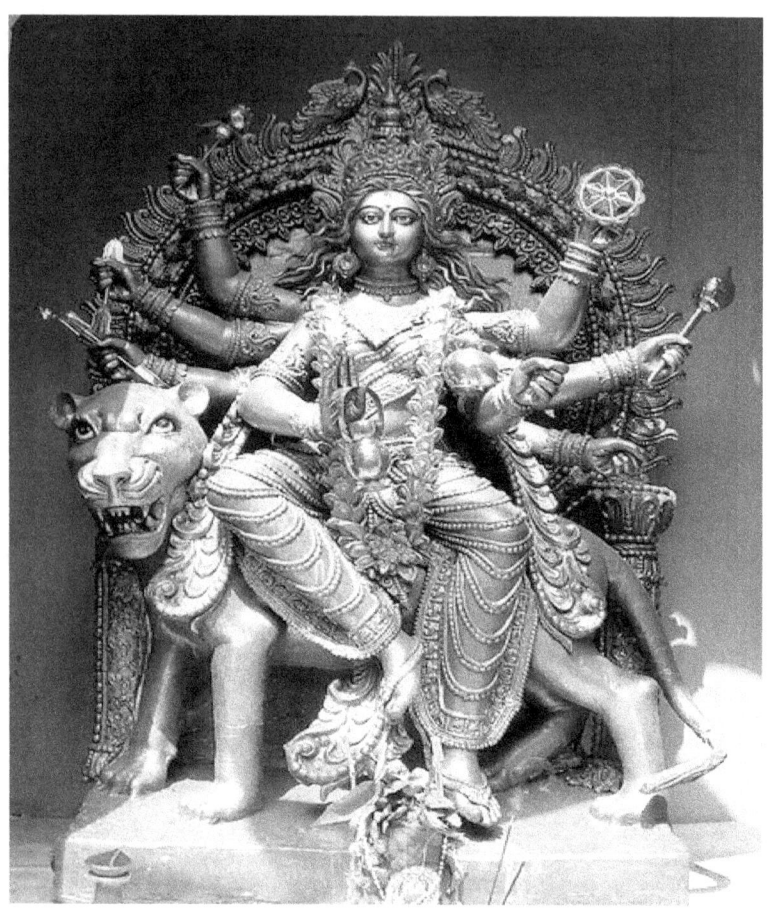

7. Gottheiten-Yoga

Der Gottheiten-Yoga (Vorbild-Yoga) ist die höchste Form des Yoga. Mit ihm können wir die Kundalini-Energie (das innere Glück) erwecken. Wir können schnell in ein Leben im Licht, in der Liebe und der Kraft gelangen. Wichtig beim Gottheiten-Yoga ist es, dass wir immer gut in Kontakt mit uns selbst und unserer inneren Weisheit sind. Wir sollten nie formal (rein äußerlich, ohne innere Beteiligung) geistige Bilder aufbauen und die dazugehörigen Mantras (positive Sätze) denken. Wir sollten eher kreativ und spielerisch damit umgehen. Wir sollten unsere persönliche Form des Gottheiten-Yoga finden.

1. Durga = Durga ist die Göttin der Kraft. Sie reitet auf einem Tiger (oder Löwen). Sie hat die Kraft eines Tigers. Was sie sich vornimmt, erreicht sie. Sie ist eine Siegerin. Wir strecken beide Fäuste hoch, schütteln sie und denken mehrmals das Wort "Kraft", bis wir die Kraft Durgas in uns spüren.

2. Kali = Kali ist die schwarze Göttin mit dem Schwert. Sie schlägt Shiva (sich selbst) den Kopf ab. Sie opfert ihr Ego und gewinnt dadurch inneren Frieden. Sie bringt sich durch die Überwindung aller Anhaftungen an sich selbst, ihren Körper und ihr Leben ins Licht. Opfer dein Ego. Lege deine Hände in den Schoß. Reibe immer abwechselnd mit den rechten und mit dem linken Fuß kreisend die Erde, visualisiere (spüre) den Boden unter dir und denke: "Ich lasse meine falschen Wünsche los. Ich nehme das Leid in meinem Leben an. Ich fließe positiv mit dem Leben."

3. Sarasvati = Sarasvati ist die Göttin der Weisheit und der Kreativität. Sie hält ein Buch und eine Gebetskette in ihren Händen. Sie glaubt den Aussagen der erleuchteten Meister. Sie verankert sich in den heiligen Büchern und im spirituellen Üben. Was ist heute dein Gedanke der Weisheit? Strecke den Zeigefinger neben dem Kopf zum Himmel, bewege ihn etwas und denke: "Mein Weg eines weisen Lebens ist …(Yoga in das Zentrum zu stellen".

4. Lakshmi = Lakshmi ist die Göttin des Glücks. Neben ihrem

Kopf befinden sich zwei Blumen. Sie sieht die Schönheit in ihrem Leben. Sie erkennt ihre Welt als Paradies. In ihrem Schoß vor ihrem Bauch hält sie einen Krug voller Goldstücke. Sie ist innerlich und äußerlich reich. Sie besitzt innere und äußere Fülle. Welche Fülle hast du? Welche besonderen Fähigkeiten besitzt du? Welche äußeren Möglichkeiten sind dir gegeben? Erkenne dich als Göttin der Fülle. Reibe kreisend mit deinen Händen deinen Bauch und denke das Mantra: "Die Fülle in meinem Leben ist ... Meine besonderen Fähigkeiten sind ... Gut in meinem Leben ist ... Ich bin zufrieden, weil ... Ich bin dankbar für ...". Denke deinen Satz der Fülle so lange, bis du Glück und Zufriedenheit in dir spürst.

5. Umfassende Liebe = Sieh dich als Mutter aller Wesen. Betrachte alle Wesen auf der Erde als deine Kinder. Identifiziere dich mit ihnen. Wünsche ihnen Glück. Du bist jetzt Lakshmi mit den gebenden Händen. Bringe deine Hände neben das Becken, öffne sie nach vorne zur Erde, bewege sie leicht hin und her, visualisiere alle Wesen auf der Erde und sende ihnen Licht: "Ich sende Licht zu ... Mögen alle Wesen glücklich sein."

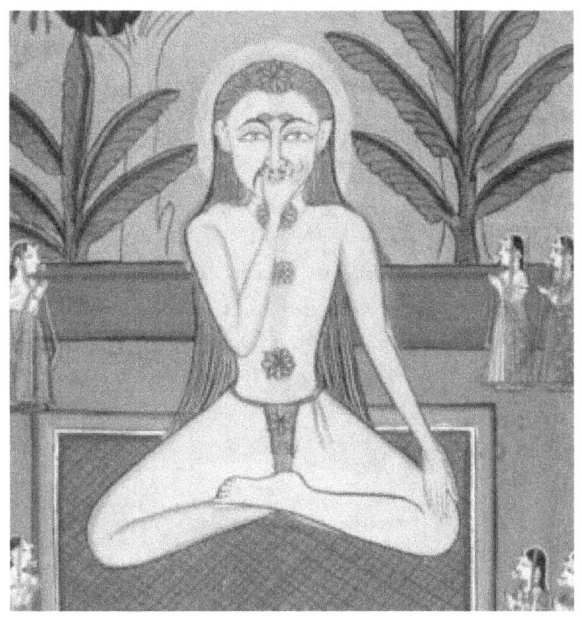

8. Wechselatmung

Die Wechselatmung ist eine wichtige Yogatechnik. Sie bringt uns ins innere Gleichgewicht. Im Körper gibt es drei wichtige Energiekanäle: den linken (Ida, Mond, Ruhe), den rechten (Pingala, Sonne, Aktivität) und den mittleren Energiekanal (Sushumna, Kundalini-Kanal). Wenn wir den linken und den rechten Kanal durch die Wechselatmung mit Energie (Prana) gefüllt haben, steigt die Energie von alleine im mittleren Kanal auf. Dann entstehen Ruhe und innere Kraft.

1. Blasebalgatmung = Wir legen eine Hand auf den Bauch und praktizieren eine Minute die Blasebalgatmumg. Wir atmen in erhöhter Geschwindigkeit mit den Bauchmuskeln und füllen unseren ganzen Körper bewusst mit Energie (Prana, Licht).

2. Wechselatmung = Wir drücken mit dem Daumen das rechte Nasenloch zu, atmen mit der Blasebalgatmung durch das linke Nasenloch, bewegen die linken Zehen und zählen von 1 bis 20 im Körper. Wir drücken mit dem Zeigefinger (Mittelfinger, Ringfinger) das linke Nasenloch zu, atmen mit der Blasebalgatmung durch das rechte Nasenloch, bewegen die rechten Zehen und zählen wieder von 1 bis 20 im Körper. Wir wechseln mehrmals zwischen dem linken und dem rechten Nasenloch hin und her, bis ein Gefühl der inneren Ruhe und Harmonie entsteht.

3. Beckenboden = Wir spannen den Beckenboden an, zählen dort die Zahlen 1 bis 20 und bewegen die Zehen beider Füße. Wir entspannen uns.

4. Oberkörperkreisen = Wir legen die Hände auf die Knie und kreisen mit geradem Oberkörper mehrmals links herum. Wir ziehen den Beckenboden an und visualisieren ein großes Meer um uns herum. Wir denken das Mantra "Meer". Dann kreisen wir mehrmals rechts herum und denken wieder das Mantra "Meer". Wir entspannen den Beckenboden.

5. "Om" im Bauch = Wir legen die Hände im Schoß zusammen, denken eine Minute das Mantra "Om" im Bauch, atmen in den Bauch und bewegen die Zehen. Wir stoppen eine Minute alle Gedanken. Wir entspannen uns.

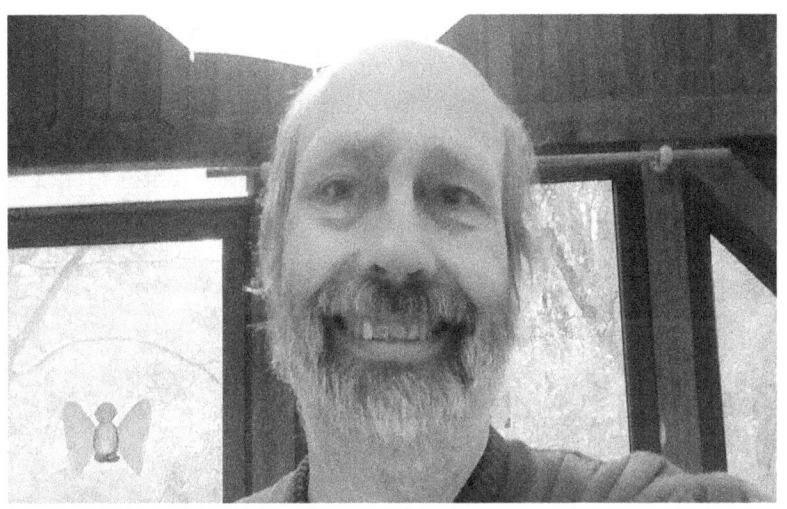

Positives Denken

Positives Denken führt zu positiven Gefühlen. Wer positiv denkt, hat mehr vom Leben. Er lebt glücklicher. Er lebt gesünder. Er hat bessere Beziehungen zu seinen Mitmenschen. Er packt die Dinge des Lebens an. Er lebt als Sieger. Trübsal war gestern. Heute ist Optimismus angesagt.

Positives Denken und Meditation sind ein Weg zur Erleuchtung. Allerdings ist positives Denken ein Begriff, der mit verschiedenen Inhalten gefüllt werden kann. Manche Menschen mißverstehen es als Weg der Manipulation, der Verdrängung von Gefühlen und Problemen. Dogmatisch praktiziert kann positives Denken der Feind von freiem Denken sein.

Richtig praktiziert führt positives Denken zu innerem Glück, Frieden, Gesundheit und guten mitmenschlichen Verhältnissen.

Positives Denken muss sich an den Grundsätzen Weisheit, Liebe, Kraft, Frieden und Glück orientieren. Hilfreiche positive Gedanken entstehen oft aus dem gründlichen und freien Nachdenken über ein Problem. Buddha war ein Meister des positiven Denkens. Er nannte es richtiges oder rechtes Denken. Sein Denken hatte ein klares Ziel: Erwachen, Erleuchtung, Frieden, Liebe, Glück.

Die psychologische Lerntheorie

Die psychologische Lerntheorie geht davon aus, dass positive Gedanken gelernt werden können. Ein Sportler trainiert einige Wochen oder Monate ein äußeres Verhalten. Er übt bestimmte Verhaltensweisen ein und nach einiger Zeit beherrscht er sie.

Gedanken können wir als das innere Verhalten eines Menschen verstehen. Wenn wir bewusst längere Zeit ein positives geistiges Verhalten gezielt einüben, dann gewöhnt sich unser Geist an das positive Denken. Er reagiert auf bestimmte äußere Situationen automatisch mit positiven Gedanken.

Wie lernt man positive Gedanken? Der Lernweg besteht aus vier Schritten. Als erstes brauchen wir ein positives Gedankensystem, das zu uns passt. So eine positive Lebenslehre ist die Spiritualität. Sie lehrt, das innere Glück (Gott) zum Zentrum des Lebens zu machen. Die Essenz sind die fünf Eigenschaften Weisheit, Frieden, Liebe, Selbstdisziplin und Lebensfreude. Diese fünf Eigenschaften üben wir jeden Tag.

Der zweite Schritt ist es, positive Gedanken systematisch einzuüben. Am besten besinnen wir uns jeden Morgen auf die fünf positiven Eigenschaften. Wir stellen uns auf jeden Tag positiv ein. Wir stehen mit einem positiven Gedanken auf. Wir bewahren den Gedanken tagsüber. Und abends denken wir noch einmal über den Tag nach und überlegen, was wir am nächsten Tag besser machen können.

Wir spüren in unsere negativen Gefühle (Angst, Wut, Trauer, Sucht) hinein. Welcher negative Gedanke ist damit verbunden? Mit welchem positiven Gedanken können wir ihn überwinden? Welcher Gedanke bringt uns heute in ein positives Lebensgefühl?

Hilfreiche positive Sätze sind: „Ich lebe als Sieger. Ich erreiche meine Ziele. Ich gehe mit Ausdauer meinen Weg. Ich lebe in der Wahrheit, Richtigkeit und Weisheit. Weisheit ist es, positiv zu denken und innerlich glücklich zu sein."

Wir üben die fünf Eigenschaften Frieden, Liebe, Weisheit, innere Kraft und Lebensfreude so, dass sie uns gut tun. Wir sehen uns jeden Tag genau an und überlegen uns, welche positive Strategie für diesen konkreten Tag am besten geeignet ist. Wir legen unsere Ziele fest und machen einen positiven Tagesplan. So wachsen wir jeden Tag ein kleines Stück weiter ins Licht.

Der dritte Schritt besteht darin, den ganzen Tag über konsequent die Gedanken zu beobachten und alle negativen Gedanken sofort zu stoppen. Wenn wir einen negativen

Gedanken erkennen, schieben wir ihn sofort weg. Wir überlegen, welcher Gedanke jetzt richtig ist. Wir entwickeln einen positiven Gedanken und setzen ihn an die Stelle des negativen Gedankens. Wenn wir das langfristig machen, werden unsere negativen Gedanken immer weniger und unsere positiven Gedanken immer mehr.

Die ständige Gedankenbeobachtung ist die Essenz des positiven Denkens. Oft reicht schon die ständige Beobachtung aus, um unsere negativen Gedanken im Laufe der Zeit immer mehr zu überwinden. Wir sind uns unserer negativen Gedanken bewusst und haben sie dadurch schon wesentlich ihrer Macht beraubt.

Manchmal müssen wir aber auch kraftvoll intervenieren. Und gerade am Anfang unseres Weges sollten wir längere Zeit relativ streng mit unseren Gedanken sein. Wenn unsere inneren Kinder erst einmal gut erzogen sind, können wir ihnen später etwas mehr Freiheit geben.

Der vierte Schritt besteht in der Stabilisierung des positiven Denkens. Es ist nicht einfach den ganzen Tag seine negativen Gedanken zu kontrollieren. Wir brauchen starke Helfer, damit wir langfristig auf unserem Weg des inneren Glücks bleiben.

Solche Helfer sind das tägliche Gebet zu einem erleuchteten Meister, das tägliche Lesen in einem spirituellen Buch, die tägliche Meditation, die Yoga-Übungen und das Spazierengehen. Wir können einmal in der Woche zu einer Yoga-, Meditations-, Gesangs- oder Positiv-Denken-Gruppe gehen. Und wir sollten einige gute Freunde haben, mit denen wir uns positiv austauschen können.

Sehr gut ist es, mehrere Helfer über den ganzen Tag zu verteilen. Wir können zum Beispiel morgens vor dem Aufstehen einen positiven Tagesvorsatz fassen. Dann machen wir einige Yoga-Übungen. Wir lesen einige Seiten in einem positiven Buch. Abends haben wir dann unsere Gruppe, machen etwas Sport oder eine längere Meditation.

Wir schaffen uns kreativ unser System der täglichen Glücks-Übungen. Wir bauen so viele Übungen in für uns richtigen Abständen in den Tag, dass wir uns beständig auf dem Weg des Positiven halten. Wir bleiben mit Ausdauer auf unserem Weg der Weisheit und des Glücks. Wenn wir einmal vom Weg abfallen, stehen wir am nächsten Tag sofort wieder auf.

In besonders schwierigen Situationen hilft der ständige Wechsel von liegen (Meditation, Musik hören), lesen (Gebet, Mantra, Singen), gehen (Yoga, Sport) und arbeiten (anderen Menschen etwas Gutes tun, Briefe schreiben, kreativer Karma-Yoga). Wann brauche ich welche Tätigkeit auf welche Art wie lange? Wir praktizieren so lange liegen, lesen, gehen und arbeiten (Gutes tun) ohne Pause nacheinander im Wechsel, bis sich unsere negativen Emotionen (Angst, Wut, Trauer, Sucht) beruhigt haben.

Techniken der Gedankenarbeit

Die Grundtechnik der Gedankenarbeit ist das Nachdenken.

Denke über dich, das Leben oder deine Situation nach. Löse dein Problem und du kommst in dir zur Ruhe. Wenn es keine Lösung gibt, dann nimm die Dinge einfach so an wie sie sind. Das Leben muss nicht perfekt sein. Ein Erleuchteter ist glücklich in einer unperfekten Welt. Das Annehmen der unperfekten Welt kann ein Weg der Erleuchtung sein.

Finde deinen Weg der Weisheit. "Mein Weg der Weisheit ist ..." Überlege einfach nur, was im konkreten Moment richtig ist. Ist es richtig zu handeln oder nicht zu handeln? Was muss getan werden? Tue es. Und denke nicht zu viel nach. Lebe vorwiegend im Sein und in der Gedankenruhe.

Wenn du ein Problem im Moment nicht lösen kannst, dann lasse es los. Nimm dir jeden Tag eine bestimmte Zeit um darüber nachzudenken. Im Laufe der Zeit wirst du eine Lösung finden.

Meistens finden wir durch das gründliche Nachdenken einen Gedanken, der uns innerlich zur Ruhe kommen lässt. Wenn uns kein solcher Gedanke einfällt, müssen wir gründlich unser Inneres erforschen. Welche Gefühle sind in dir? Wut, Trauer, Angst, Sucht/Sehnsucht? Was ist dein vorwiegendes Gefühl? Welches Problem ist damit verbunden? Welcher Gedanke zeigt sich, wenn du in dein Gefühl spürst?

Gefühle von Angst, Wut, Trauer und Sucht kann man auflösen, wenn man den negativen Gedanken findet, der das Gefühl auslöst. Welcher positive Gedanke hilft uns diesen negativen Gedanken aufzulösen? Hier müssen wir manchmal sehr kreaitiv sein. Welcher Gedanke ist stark genug, den negativen

Gedanken zu besiegen? Woran glauben wir in der Tiefe unserer Seele? Es ist gut starke Glaubensgrundsätze zu entwickeln. Sie helfen uns in Notsituationen unsere negativen Gedanken zu überwinden.

Meistens helfen uns das gründliche Nachdenken oder unsere persönlichen Glaubensgrundsätze, um inneren Frieden zu finden. Die negativen Gefühle und Gedanken kommen aber oft aus dem tiefen Unterbewusstsein. Und unser Unterbewusstsein ist wie ein kleines Kind. Wir müssen geschickt mit dem kleinen Kind in uns umgehen. Wir müssen es überzeugen und gut erziehen. Dann entsteht eine positive Psyche.

Auf welchen Gedanken reagiert das kleine Kind in uns? Wann löst sich der negative Gedanke auf? Braucht das innere Kind etwas Liebe, Glück, Weisheit oder Kraft? Finde einen Weg ihm das zu geben. Tue dir etwas Gutes. Besinne dich auf deine Weisheit. Gehe den Weg der umfassenden Liebe, sende allen Wesen Licht und tue eine gute Tat. Wenn dein inneres Kind Kraft braucht, dann gehe einfach diszipliniert deinen Weg. Treibe Sport, mache deine spirituellen Übungen, arbeite etwas und in dir entstehen Kraft und Frieden.

Wenn diese Techniken nicht helfen, dann übe dich in der Gedankenbeherrschung. Stoppe deine negativen Gedanken. Meditiere, denke ein Mantra, lenke dich durch Lesen oder Videos ab. Oft ist es auch gut mit anderen Menschen zu reden. Die Hälfte aller Probleme verschwindet, wenn wir uns mit einem guten Freund darüber austauschen können. Hast du keine guten Freunde verbinde dich geistig mit Gott oder deinem spirituellen Meister. Erzähle ihm deine Probleme. Ziehe eine Orakelkarte (Buddha Orakel, Tarot) und du wirst eine Antwort bekommen, die dir weiterhilft

Negative Gedanken kannst du mit einem Mantra stoppen.
Finde dein persönliches Mantra. Denke so lange "Stopp" oder
ein anderes Mantra (z.B. einen Satz der Weisheit), bis der
negative Gedanke verschwindet. Wiederhole das in
Krisenzeiten immer wieder. Irgendwann wirst du dein
negativen Denken besiegt haben. In dir werden positive
Gefühle wie Glück, Liebe und Frieden entstehen.

Eine große Hilfe sind Vorstellungsübungen. Mache eine
Phantasiereise. Stelle dir vor, wie eine Lösung deines Problems
aussehen könnte. Visualisiere dich in einem glücklichen Leben.
Spiele belastende Situationen gedanklich durch. Lebe alle
Gefühle aus und komme dadurch in dir zur Ruhe. Finde einen
positiven Gedanken, der dir hilft.

Orientiere dich durch positive Vorsätze auf eine positive
Zukunft. Gehe mit einem positiven Vorsatz durch den Tag. Was
gibt dir heute Kraft deinen Tag positiv zu bewältigen? Was gibt
dir Hoffnung und Zuversicht in deinem Leben. Beginne jeden
Tag mit einem positiven Vorsatz. Überlege am Abend, ob du
deinen Vorsatz gut umgesetzt hast. Was kannst du am nächsten
Tag besser machen? Entwickel deinen Plan eines positiven
Lebens. Setze ihn konsequent um. So leben Sieger. Was ist dein
Ziel? Was ist dein Siegerweg?

Belohne dich, wenn du deine positiven Vorsätze umgesetzt
hast. Dein inneres Kind liebt Belohnungen. So motivierst du
dich auf deinem Weg des Positiven zu bleiben. Es müssen
keine große Belohnungen sein. Manchmal genügt ein Keks

oder eine schöne Blume. Manchmal braucht man aber auch
große Visionen, um die Kraft für ein postives Leben zu haben.
So eine positive Vision ist die Erleuchtung, das dauerhafte
Leben im inneren Frieden und Glück. Ein solche Vision kann
auch das Ziel einer glücklichen Welt sein. Finde deinen Weg
das Glück und die Liebe in der Welt zu verbreiten. Das wird
dich glücklich machen und deine negativen Gedanken
besiegen.

Wut und Trauer

Gefühle von Wut und Trauer entstehen durch einen negativen
Gedanken, der uns innerlich verspannt. Diese Verspannung löst
sich dann über das Gefühl der Wut oder der Trauer. Mit diesen
Gefühlen agieren wir unsere innere Verspannungen aus. Sie
sind deshalb grundsätzlich etwas Positives, weil sie uns bei der
inneren Entspannung helfen. Wir sollten sie auf eine sozial
angemessene Weise ausleben.

Gleichzeitig sollten wir versuchen den negativen Gedanken,
der diese Gefühle verursacht, mit einem positiven Gedanken zu
überwinden. Sonst entstehen durch den negativen Gedanken
immer neue Verspannungen. Unsere Wut oder unsere Trauer
wird immer aufs neue angefacht.

Es gibt auch die Möglichkeit der Meditation auf das Gefühl.
Wir versetzen uns in einen Zustand der Meditation. Die
Gedanken und Gefühle können kommen und gehen wir sie
wollen. Wir beobachten sie nur. Wir geben ihnen keine
Energie. Dadurch kommen sie nach einiger Zeit von alleine zur

Ruhe. Sie tauchen auf, leben sich aus und lösen sich auf.
Plötzlich entstehen in uns Frieden und Glück.

Grundsätzlich brauchen wir beide Techniken der Arbeit mit
Gefühlen. Wir brauchen die Auflösung von negativen
Gedanken durch positive Gedanken und wir brauchen die
meditative Betrachtung der Gefühle. Positives Denken und
Meditation sind der Weg der inneren Entspannung und der
Erleuchtung. Unsere Weisheit sagt uns, welche Methode in
welchem Moment die richtige ist.

Angst

Angst beruht auf einem angstauslösenden Gedanken. Dieser
Gedanke kann durch einen positiven Gedanken aufgelöst
werden. Dazu müssen wir die Situation genau betrachten,
durch die die Angst ausgelöst wird.

Wenn wir vor der Angst flüchten, wird sie größer. Wenn wir
durch die Angst hindurchgehen, löst sie sich auf. Hilfreich sind
Fragen wie: "Was ist wirklich schlimm daran? Hängt mein
Glück davon ab? Wenn man mir eine Million dafür geben
würde, könnte ich es dann ertragen? Was kann
schlimmstenfalls passieren? Stimmt der Angstgedanke? Ist er
wahr? Ist er realistisch? Oder mache ich mir übertriebene
Sorgen? Gibt es positive Gesichtspunkte an der Situation?"

Je genauer unser positive Gedanke das Problem trifft und umso
mehr wir an ihn glauben, desto eher wird er unsere Angst

überwinden. Wir können verschiedene positive Gedanken ausprobieren und erforschen, welcher uns am besten bei unserer Angst hilft. Die stärksten Gedanken entstehen durch gründliches Nachdenken und ein genaues Betrachten der Situation.

Eine gute Methode zur Überwindung von Ängsten besteht darin, sich in einen Zustand der Entspannung zu versetzen (zu meditieren) und sich dann mit seiner Angst zu konfrontieren. Wir verweilen so lange innerlich unberührt und entspannt bei der Angst, bis sich die Angstspannung aufgelöst oder wenigstens verringert hat. Wenn wir diese Übung oft wiederholen, können wir damit unsere Ängste überwinden.

Sehr hilfreich ist es einen starken Glauben zu haben. Wenn wir an uns selbst und unsere eigene Kraft glauben, dann können wir damit jede Angst überwinden. Wenn wir an Gott und unsere erleuchteten Meister glauben, dann nimmt uns das die Angst vor unserer Zukunft. Es ist gut regelmäßig in den heiligen Schriften unserer Religion zu lesen.

Angst kann durch innere Kraft überwunden werden. Durch Sport, Yoga und Meditation bauen wir innere Kraft auf. Unser Selbstvertrauen wird größer und unsere Angst kleiner werden. Beim Spazierengehen konzentrieren wir uns auf unsere Angst und bewegen sie heraus. Wir lösen so alle innere Anspannung auf und plötzlich entstehen Frieden, Kraft und Positivität in uns.

Gut ist es eine Aufgabe im Leben zu haben. Wenn wir uns auf etwas Positives konzentrieren, verringern sich die negativen

Gedanken und Gefühle.

Etwas Angst kann manchmal auch hilfreich sein. Angst schützt uns davor falsche Dinge zu tun. Sie gibt uns die Kraft unser Leben zu meistern. Sie bringt uns dazu den Weg der Erleuchtung zu gehen, weil es der einzige Weg ist, der langfristig zur Leidbefreiung führt. In der Erleuchtung erheben wir uns über das Leid der Welt und alle Ängste. In uns herrschen Frieden, Liebe und Glück.

Die drei Schritte

Psychisches Wohlgefühl entsteht durch die Auflösung der Verspannungen im Körper und im Geist. Ist der Mensch innerlich entspannt, entwickelt sich von alleine Glück. Es gibt drei Schritte zum inneren Glück.

1. Positives Denken

- Denke über deine Probleme nach und finde eine innere und äußere Lösung. Was ist dein Problem? Was löst dein Problem? Was ist dein Weg der Weisheit?

- Finde einen positiven Gedanken, mit dem du deine negativen Gedanken überwinden kannst. Was ist dein negatives Gefühl (Wut, Angst, Trauer, Sucht/Sehnsucht)? Was ist dein damit verbundener negativer Gedanke? Welcher positive Gedanke hilft dir? Positive Gedanken kommen aus den Bereichen

Weisheit, Liebe, Loslassen, Annehmen, Freude und Kraft (Selbstdisziplin).

- Entwickel einen positiven Satz und denke ihn als Mantra. Wiederhole ihn immer wieder. Stoppe damit deine negativen Gedanken: "Mein Weg der Weisheit ist... Mein Weg der Liebe ist... Meine falschen Wünsche sind ... Ich nehme an ... Was kann ich mir heute Gutes tun? Was macht mich glücklich? Mit Kraft voran."

- Gedankenstopp. Wenn ein negativer Gedanke auftaucht, der dich zu zerstören oder dein Glück zu beeinträchtigen droht, rufe laut "Stopp". Beobachte deine Gedanken. Sei achtsam auf dein Denken und dein Verhalten. Bereits die ständige Beobachtung reduziert das negative Denken.

- Meditiere, mache Sport oder gehe spazieren, wenn dich negative Gedanken belästigen. Komm in dir zur Ruhe. Lies in einem Buch. Spreche mit positiven Menschen.

- Lebe nach positiven Grundsätzen. Richte dein Leben am Positiven aus. Dann wirst du im Laufe der Zeit in dir zur Ruhe kommen und glücklich werden.

2. Gefühle bearbeiten

- Spüre deine Gefühle. Verstehe deine Gefühle. Erkenne die dahinter stehenden Gedanken.

- Verdränge deine Gefühle nicht. Sei traurig, wenn Trauer da ist. Sei wütend, ohne anderen dadurch zu schaden. Geh spazieren. Meditiere auf deine Wut.

- Lerne friedlich mit den Aggressionen anderer Menschen umzugehen. Identifiziere dich nicht damit. Verzeihe. Finde einen positiven Gedanken.

- Sieh bei der Angst genau hin. Spüre in das Zentrum der Angst. Dann findest du einen Weg deine Angst zu überwinden.

3. Körperübungen

- Löse deine inneren Verspannungen und Anspannungen durch Sport (Yoga, Gehen, Joggen).

- Meditiere regelmäßig.

- Praktiziere eine ruhige und entspannte Lebensweise

- Vermeide Stress, wenn es möglich ist.

- Sei ein Buddha. Denke wie ein Buddha. Verhalte dich wie ein Buddha. Lebe wie ein Buddha. Werde ein Buddha. Konzentriere dich auf das Glück deiner Mitmenschen und du vergisst deine eigenen Sorgen.

Dein Zaubersatz

1. Heilwasser = Wir visualisieren über uns eine Dusche. Wir denken das Mantra "Wasser" und massieren Wasser (oder Licht, Energie) vom Kopf bis zu den Füßen in unseren Körper ein. Wir reiben alle Verspannungen und allen Stress von unserem Körper ab. Wir laden uns mit positiver Energie (Heilwasser) auf. Es ist, als ob wir wirklich unter der Dusche stehen und uns duschen.

2. Vorbeugen = Wir beugen uns vor und reiben mit den Händen oder Füßen das Heilwasser auch in den Boden um uns herum ein. Wir stellen uns vor, dass der Erdboden um uns herum mit positiver Energie aufgeladen wird. Wir zeichnen einen Heilkreis mit einer Heilfarbe um uns herum. Was ist heute deine Heilfarbe (orange, violett, rosa...)? Wir denken den Namen unserer Heilfarbe mehrmals als Mantra.

3. Freund = Wir visualisieren einen Freund/eine Freundin. Wir bewegen segnend eine Hand und senden ihm/ihr einen positiven Satz. Wem möchtest du heute etwas Positives sagen? Was ist dein positiver Satz? Stell dir vor, dass der Satz wirklich bei deinem Menschen ankommt. Denke deinen Satz mehrmals als Mantra. Was antwortet dir dein Mensch?

4. Feind = Wir sehen einen Feind (aggressiven Menschen) vor uns. Wen empfindest du heute als einen Feind? Wer ist heute emotional dein Gegner? Was sagst du ihm? Welcher Gedanke hilft dir, zum äußeren und inneren Frieden zu gelangen? Du kannst versuchen, deinen Gegner zu verstehen, du kannst

Mitgefühl entwickeln oder du kannst wünschen, dass er sich bessert. Was ist deine Tat des Verzeihens und der Liebe? Wir bewegen segnend eine Hand und senden einem Feind einen positiven Satz.

5. Ein Satz für dich selbst = Wir untersuchen unseren eigenen Geist. Gibt es einen Gedanken, der uns am Frieden, am Glück und an einem Leben in der Liebe hindert? Wie lautet der Gedanke? Mit welchem positiven Satz können wir ihn überwinden? Finde deinen zentralen negativen Gedanken und überwinde ihn mit einem passenden Gegengedanken. "Mein Satz für mich selbst lautet heute ....".

Es gibt bei allen Menschen einen Gedanken, der sie an der Erleuchtung und am inneren Glück hindert. Dieser Gedanke hat meistens etwas mit Unbescheidenheit, Unweisheit und mangelnder Liebe zu tun. Er hat etwas mit der Egoopferung (Annehmen, Loslassen), der Weisheit (vom inneren Glück), der Liebe (im Schwerpunkt als Gebender leben), der Freude (sich der Freude öffnen) oder der Selbstdisziplin (konsequent den eigenen Weg der Wahrheit gehen) zu tun. Eines dieser fünf Elemente mit einem bestimmten Gedanken brauchen wir zu einem weiteren Wachstum ins Licht. Ein Wort aus einem dieser fünf Eigenschaftsbereiche bringt unseren Geist zu einem Durchbruch ins innere Glück. Was ist heute dein inneres Zauberwort? "Mein positiver Satz für mich ist ...". Denke deinen Satz mehrmals als Mantra und finde so zum inneren Frieden, zur umfassenden Liebe und zum Glück. Entspanne dich.

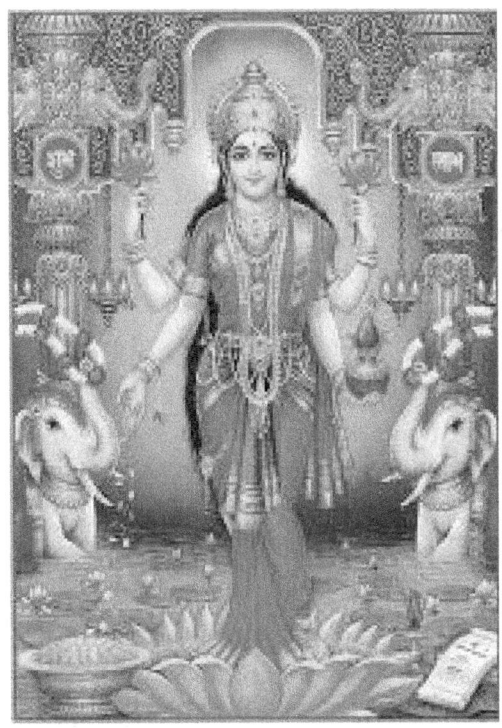

Zum Yoga gehören die Yogageschichten. Durch die Geschichten wird der tiefere Sinn des Yoga begreifbar. Die meisten Geschichten sind vom indischen Original nacherzählt.

Die Froschfamilie

Es war einmal eine Froschfamilie. Die Froschmutter zeigte ihren Kindern die Welt: "Das ist das Wasser. Das hat der liebe Gott gemacht, damit wir schön schwimmen können." Die Froschkinder sprangen in das Wasser, schwammen darin herum und jubelten: "Wunderbar. Das hat der liebe Gott gut gemacht."

Daraufhin deutete die Froschmutter auf die vielen Insekten, die über dem Teich flogen: "Die Insekten hat der liebe Gott gemacht, damit wir jeden Tag etwas zu essen haben. Sonst müssten wir hungern." Die Froschkinder hüpften vor Freude in die Luft: "Das hat der liebe Gott gut gemacht. Gelobt sei der liebe Gott. Er ist unser großer Vater und Ernährer."

Die Froschmutter ging mit ihren Kindern zu den bunten Blumen am Ufer: "Die Blumen hat der liebe Gott gemacht, damit es die Schönheit in unserem Leben gibt." Die Froschkinder bewunderten jede einzelne Blume, rochen ihren lieblichen Duft und sangen gemeinsam ein Lied zur Ehre des großen Vaters.

Die Froschmutter setzte sich mit ihren Kindern in das grüne Gras. Alle ließen sich die Sonne auf den Bauch scheinen. Die Froschmutter sprach: "Die Sonne hat der liebe Gott gemacht, damit es das Licht auf der Welt gibt. Sonst müssten wir alle ewig in der Dunkelheit leben." Die Froschkinder dankten dem lieben Gott für das große Licht aus ganzem Herzen.

Da kam die Schlange und fraß eines der Froschkinder. Die Froschkinder waren entsetzt: "Und was ist mit der Schlange?" Die Froschmutter erklärte: "Auch die Schlange hat der liebe Gott gemacht. Durch die Schlange sollen wir begreifen, dass das Zentrum des Lebens das innere und nicht das äußere Glück ist." Auf der Welt gibt es Freude und Leid. Durch spirituelle Übungen kann der Mensch sein inneres Glück so weit entwickeln, dass ihm alles äußere Leid nichts mehr anhaben kann.

Der Witwer Kankaripa

Es war einmal ein Mann, der hatte eine schöne Frau. Die beiden liebten sich heiß und innig. Sie dachten positiv und konnten deshalb viele Jahre eine glückliche Beziehung führen. Der Mann hieß Kankaripa. Kankaripa hatte einen erfolgreichen Beruf und eine glückliche Beziehung. Er war sehr zufrieden mit seinem Leben.

Doch im äußeren Leben dauert nichts ewig. Eines Tages starb die Frau. Kankaripa war untröstlich. Er lernte viele neue Frauen kennen, doch keine konnte er wirklich lieben. Er hing vollständig an seiner verstorbenen Frau.

Er konnte sich nicht alleine aus der Anhaftung befreien. Deshalb ging er zu einem Meister (Sat-Guru) und fragte ihn um Rat. Der Meister erklärte, dass bei einer so großen Liebe die seelische Verbindung sehr stark ist. Sie kann nur durch spirituelle Übungen über einen langen Zeitraum hinweg gelöst werden.

Der Meister empfahl Kankaripa, jeden Tag drei Stunden spirituelle Übungen machen. Er sollte spazierengehen, Yoga machen, an seinen Gedanken arbeiten, in einem spirituellen Buch lesen und meditieren. Seinen Beruf sollte er im Schwerpunkt als Karma-Yogi für das Ziel einer glücklichen Welt praktizieren. Er sollte sich mehr auf das Glück seiner Mitmenschen als auf sein eigenes Glück konzentrieren.

Darüber hinaus sollte er jeden Tag geistig Tantra-Yoga praktizieren. Er sollte sich in einer sexuellen Vereinigung mit seiner Frau visualisieren, das Glück genießen, beide in Licht einhüllen, das Mantra "Licht" denken, seine Frau mit sich verschmelzen lassen und dann beide Personen in die Einheit des Kosmos auflösen. Er sollte den Kosmos voller Sterne um sich herum visualisieren, das Mantra "Sterne" denken, dann drei Minuten seine Gedanken stoppen und zum Abschluß etwas in einer entspannten Zen-Meditation (Gedanken fließen lassen) verweilen. Das tat Kankaripa einige Jahre und war dann von seiner Beziehungssucht geheilt. Er konnte jetzt eine neue Beziehung leben und auch gut alleine sein, wie das Leben es gerade mit sich brachte. Seine feste Verankerung im Yoga ermöglichte es ihm, positiv mit allen Wandlungen des Lebens zu fließen und immer sein inneres Glück zu bewahren.

Der alte Weber

In Indien lebte einmal ein alter Mann, der hieß Tantipa. Von Beruf war er ein Weber gewesen. Er hatte viele schöne Teppiche und Tücher in seinem Leben gewebt. Aber jetzt im Alter waren seine Hände steif geworden. Er konnte seinen Beruf nicht mehr ausüben. Ihm fehlte jetzt eine Aufgabe.

Tantipa saß einsam in seiner Hütte. Seine Frau war vor einigen Jahren gestorben. Sein Beruf und seine Frau waren sein Lebenssinn gewesen. Er hatte zwar Kinder, aber die Kinder gingen ihre eigenen Wege und wollten nichts mehr von ihm wissen. Das Einzige, was sie für ihren alten Vater taten, war, ihm jeden Tag etwas zu essen zu bringen. Äußerlich hatte Tantipa genug zum Leben, und innerlich langweilte er sich. So lebte Tantipa viele Jahre traurig vor sich hin. Lauthals beklagte er sein grausames Schicksal.

Da kam eines Tages ein Yogi vorbei und hörte Tantipa klagen. Er sprach zu ihm: "Du bist ein Dummkopf. Du siehst den großen Schatz in deinem Leben nicht. Du könntest gut als Yogi leben und dein inneres Glück entwickeln. Durch deine täglichen Yoga-Übungen könntest du ein sinnerfülltes Alter erhalten. Statt die große Chance zu nutzen, die dir ein gütiges

Schicksal gegeben hat, verbringst du deine Tage damit zu jammern und dein Leid immer weiter zu vergrößern."

Tantipa wußte, dass es das innere Glück gibt. Das Lebensideal des Hinduismus besteht darin, in der Jugend fleißig zu lernen, als Erwachsener einen guten Beruf zu ergreifen, eine Familie zu gründen, und am Ende seines Lebens als Yogi zur Erleuchtung zu gelangen. Tantipa begriff, dass der Yogi recht hatte. Er fragte den Yogi nach den zu ihm passenden Übungen, entwickelte einen guten Tagesplan und begann sofort mit einer intensiven spirituellen Praxis.

In seinem Beruf als Weber war Tantipa sehr fleißig gewesen. Er hatte sein Leben lang Fleiß und Ausdauer trainiert. Diese Eigenschaften brachten ihn jetzt auf seinem Yogaweg schnell voran. Tantipa praktizierte jeden Tag fleißig Lesen, Gehen, Gedankenarbeit, Yoga und Meditation. Und er erreichte nach zwölf Jahren die Erleuchtung. Alle inneren Verspannungen lösten sich auf, und seine Kundalini-Energie begann zu fließen. In ihm und um ihn herum war eine starke Erleuchtungsenergie. Sein Körper war voller Kraft und sein Geist voller Glück. Er strahlte Liebe und Licht aus. Alle Leute kamen, um ihn zu sehen, seine Weisheit zu hören. Er hatte nie mehr Langeweile.

Der ängstliche Yogi und die wilden Tiere

Es war einmal ein Mann, der war sehr ängstlich. Er liebte seine Angst nicht. Er wollte gerne seine Angst überwinden. Deshalb ging er zu einem erleuchteten Meister und fragte ihn um Rat. Der Meister empfahl dem Mann, als Yogi zu leben und mit seinen spirituellen Übungen seine neurotische Angst aufzulösen.

Der Mann zog in eine einsame Hütte in einem großen Wald. Im Wald gab es Tiger, Schlangen und Schakale. Vor allen diesen Tieren hatte der Yogi Angst. Deshalb las er in seinen klugen Büchern nach, was ein Yogi in einem solchen Fall zu tun hat.

Rat eins: Bei jeder Angst genau hinsehen. Wer bei der Angst genau hinsieht, kann die ursächlichen negativen Gedanken erkennen und sie mit geeigneten positiven Gedanken auflösen. Wer bei angsteinflößenden Situationen rechtzeitig hinsieht, kann sich vor ihnen schützen. Wer langfristig denkt, kann viele Schwierigkeiten vermeiden. Die größten Schwierigkeiten im Leben sind für die meisten Menschen die Einsamkeit des Alters, lebensbedrohende Krankheiten und der Tod. Als Yogi zu leben ist der beste Schutz vor dem Leid. Mir den Yogatechniken können wir uns über alles Leid der Welt erheben.

Rat zwei: Das Ego opfern. Unabänderbare Dinge nehmen wir so an wie sie sind. Wir lassen unsere falschen Wünsche los. Wir übergeben uns dem Willen des Lebens. Wir fließen positiv durch alles Leid hindurch. Wer sich in das Zentrum seiner Ängste hineinopfert, löst die Ängste dadurch auf. Alle Ängste sind nur Gedankenkonstruktionen, die auf einer übertriebenen Ablehnungshaltung beruhen. Wer seinen Eigenwillen in schwierigen Situationen dem Kosmos übergeben kann, kann gelassen und positiv seinen Lebensweg gehen.

Rat drei: Die großen Meister um Hilfe bitten, gründlich selbst nachdenken und mit Ausdauer den Weg der persönlichen Weisheit gehen. Wer so handelt, kann sich vertrauensvoll dem Leben überlassen. Er wird beständig von seiner inneren Stimme beschützt. Wer sich jeden Tag am Prinzip der Richtigkeit orientiert (Was ist jetzt richtig? Was sagen meine Vernunft und mein Gefühl?) und zu den erleuchteten Meistern/Gott betet, gewinnt daraus inneren Frieden und ein positives Leben.

Der Yogi sah genau hin. Schakale heulen nur, tun einem
Menschen aber nichts. Schlangen beißen nur, wenn sie sich
angegriffen fühlen. Wenn ein Yogi vorsichtig ist und sich
langsam bewegt, tun ihm die Schlangen nichts.

Tiger fressen zwar Menschen, es ist aber eher selten. Einem
solchen Tiger geht man am besten aus dem Weg. Und wenn das
nicht möglich ist, opfert man sein Ego und nimmt die Situation
an. Dann übt man im nächsten Leben weiter. Man muss das
Leben auch loslassen können, wenn es die Situation erfordert.

Der Yogi kämpfte jeden Tag konsequent gegen seine
Angstgedanken. Angstgedanken überwindet man mit den drei
großen Techniken Nachdenken, Mantra (positive Sätze/Worte
sprechen) und Gedankenstopp. Durch Yoga, Gehen, Lesen und
Meditation löst man die Verspannungen im Körper und im
Geist. Ein Mensch kann sich so im Laufe der Zeit durch
tägliches konsequentes Üben von seinen Ängsten befreien. Der
Yogi ging mit Mut und Ausdauer seinen Weg. Und eines Tages
war er erleuchtet, und alle Angst war verschwunden.

Der Karma-Yogi Bhagiratha

Bhagiratha war ein indischer Königssohn. Alle seine Brüder
und Schwestern lebten in der Hölle. Sie lebten in der Welt des
Leidens. Sie waren innerlich unglücklich. Sie wurden von den
sieben Dämonen Wut, Stolz, Neid, Habgier, Angst, Genußsucht
und Unweisheit gequält.

Bhagiratha wusste, dass seine Brüder und Schwestern sich
nicht alleine von ihrer spirituellen Unweisheit befreien
konnten. Der Weg des inneren Glücks ist schwer zu begreifen.

Das tägliche spirituelle Üben ist schwer zu erlernen. Und noch schwerer ist es den Weg des effektiven Übens zu finden. Die meisten Menschen verlieren sich im formalen Üben und kommen langfristig nicht voran. Ohne einen erleuchteten Meister kann kein normaler Mensch den Weg ins Licht erfolgreich gehen. Damit wir eine glückliche Welt aufbauen können, brauchen wir viele erleuchtete Weisheitslehrer.

Bhagiratha beschloss, seine Brüder und Schwestern aus der Hölle zu retten. Er wurde ein Yogi und brachte zuerst einmal sich selbst ins Licht. Nachdem er zwölf Jahre intensiv seine Yogaübungen praktiziert hatte, erschien ihm eines nachts der Gott Shiva im Traum und fragte ihn, was er wolle. Bhagiratha anwortete: „Ich möchte meine Brüder und Schwestern aus der Hölle befreien. Ich möchte allen Menschen in der Welt das Licht bringen. Ich wünsche eine blühende Welt voller glücklicher Menschen."

Daraufhin öffnete Shiva den Himmel und ließ das Wasser des Lebens auf die Erde fließen. Der Aufprall auf die Erde war so gewaltig, dass Shiva ihn abmildern musste. Er ließ das Wasser durch sein verfilztes Yogihaar rinnen, und es verteilte sich auf der Erde in viele kleine Bäche. Die Bäche plätscherten aus dem Himalaya-Gebirge in die indische Tiefebene und bewässerten das ganze Land. Ganz Indien begann zu blühen, die Menschen wurden glücklich und die Tiere froh. So entstand der heilige Fluß Ganges, der noch heute Nordindien mit Wasser versorgt.

Bhagiratha verwandelte sich in Shiva. Das Wasser wurde zur kosmischen Energie. Die Energie floss in sein Scheitelchakra hinein und außen über seinen Kopf und seine Haare an seinem Körper herunter. Nach einiger Zeit war Bhagiratha ganz voller Glücksenergie und umgeben von einer Wolke aus Licht. Wo seine Füße hintraten, begann die Erde zu blühen. Rote Rosen und weiße Lilien säumten seinen Weg. In seiner Nähe wurden die wilden Tiere zahm, und die Vögel begannen zu singen. Als er wie ein Gott (Buddha) vor Glück strahlte, ging er zurück in die Welt des Leidens (die Hölle) und erzählte den Menschen vom inneren Glück. Da er es selbst verwirklicht hatte, glaubten sie ihm und eiferten ihm nach. So wurde das Paradies auf die Erde gebracht.

Der Blumenkönig

Es war einmal in Indien ein König, der wollte gerne als Yogi leben. Er wollte gerne sein inneres Glück verwirklichen. Er wollte gerne zur Erleuchtung gelangen, dauerhaft im Licht (in Gott) leben und nach seinem Tod ins Paradies aufsteigen. Der König wusste, dass das Ziel der spirituellen Selbstverwirklichung schwer zu erreichen ist. Er war bereit, viel spirituell zu üben.

Was er sich aber nicht zutraute, war das Alleineleben über einen langen Zeitraum. Er brauchte zum Glücklichsein eine Partnerin. Er hatte auch bereits eine Frau. Seine Königin liebte ihn, und er liebte sie. Der König konnte es nicht über das Herz bringen, sich dauerhaft oder auch nur für eine lange Zeit von ihr zu trennen.

Der König ging zu einem erleuchteten Meister und fragte ihn um Rat. Der Meister erklärte: "Für ein schnelles Wachstum ins Licht brauchst du viel Ruhe. Du musst abgeschieden leben. Aber du kannst deine Frau in die Abgeschiedenheit mitnehmen. Wenn ihr beide intensiv spirituell übt, könnt ihr gemeinsam den Weg zur Erleuchtung gehen."

Also nahm der König seine Frau mit in seine Yogi-Hütte. Sie beteten jeden Tag zu ihrem erleuchteten Meister, damit er sie auf ihrem spirituellen Weg führte. Sie praktizierten manchmal gemeinsam und manchmal jeder für sich Yoga und Meditation. Sie sahen sich beide als Karma-Yogis, die für das Glück aller Wesen arbeiteten. Sie genossen auch ihr Leben und ihr intensives Zusammensein. Es gab viele Blumen der Freude in ihrem Leben. Man nannte sie deshalb den Blumenkönig und die Blumenkönigin.

König Janaka

Vor vielen tausend Jahren lebte in Indien der weise König Janaka. Er wollte gerne wissen, wie es ist, erleuchtet zu sein. Doch keiner seiner Berater konnte ihm weiterhelfen. Ein kleiner Junge berichtete dem König von einem alten Yogi, der abgeschieden in einer Höhle in den Bergen lebte. Oft würden Menschen zu seiner Höhle pilgern und ihn um seinen Segen oder um einen Rat in einer schwierigen Lebenssituation bitten. Sie kämen immer sehr glücklich zurück.

Der König machte sich sofort auf den Weg zu dem Einsiedler. Der Alte empfing den König freundlich. Der König war ungeduldig und wollte sofort wissen, was die Erleuchtung ist. Der alte Yogi sprach zu ihm: "Komm erst einmal zur Ruhe. Setz dich zu meinen Füßen. Mach dich innerlich leer." Dann legte er dem König seine Hand auf den Kopf und übertrug ihm etwas Erleuchtungsenergie.

Der König spürte Frieden, Glück und Liebe in sich. Jetzt wollte er wissen, wie er immer in diesem glücklichen Zustand bleiben könnte. Der alte Yogi sprach: "Pflege jeden Tag dein Erleuchtungsbewusstsein. Verbeuge dich vor dem Willen des Kosmos. Nimm alles Leid an. Übergib alle deine Sorgen Gott. Bete jeden Tag zu einem erleuchteten Meistern deiner Wahl und lebe im Schwerpunkt als Diener aller Wesen. Vergiss dich selbst und konzentriere dich auf das spirituelle Wohl deiner Mitmenschen."

Das tat der König. Er verweilte beständig im Sein und arbeitete aus der inneren Ruhe heraus für das Glück seines Landes. Er lebte klug in seinem persönlichen Gleichgewicht aus Ruhe, Liebe und Lebensfreude. Er handelte aus seiner inneren Stimme heraus und hatte immer klar das Ziel einer glücklichen Welt vor seinen Augen. Er wurde zum Symbol eines erleuchteten Meisters, der in der Welt lebt, umgeben von großen weltlichen Genüssen, und trotzdem immer in seinem Erleuchtungsbewusstsein bleibt. Man kann auch bei einem weltlichen Leben im Licht bleiben, wenn man ausreichend seine spirituellen Übungen macht und im Schwerpunkt als Karma-Yogi lebt.

Die Prinzessin Lakshmi

Vor etwa tausend Jahren lebte in Indien eine schöne Prinzessin. Man nannte sie Lakshmi, die Göttin des Glücks. Lakshmi war eine sanfte und liebevolle junge Frau. Gemäß der Tradition im damaligen Indien wurde sie von ihren Eltern mit dem Sohn eines befreundeten Königs verheiratet. Mit großem Gefolge reiste die Prinzessin daraufhin zu ihrem zukünftigen Ehegatten.

Als sie die Tore der Stadt erreichte, kam der Sohn des Königs gerade von der Jagd. Er war ein rauher Geselle. Er war umgeben von wilden Kriegern. Am Sattel seines Pferdes hingen getötete Tiere. Als die Prinzessin ihren Bräutigam sah, war sie entsetzt. So einen groben und unspirituellen Menschen wollte sie nicht heiraten. Sie wartete die Nacht ab, schlich sich aus dem Palast und versteckte sich in einer Höhle im Wald. Freundliche Menschen gaben ihr etwas zu essen.

Lakshmi hatte jetzt plötzlich viel Zeit. Vorher war sie beständig beschäftigt. Als Prinzessin musste sie alle heiligen Texte auswendig lernen, täglich religiöse Rituale praktizieren und viele oberflächliche Feste feiern. In der abgeschiedenen Höhle im Wald war es sehr ruhig. Dank ihrer spirituellen Ausbildung wußte die Prinzessin aber, was man in einem solchen Fall tut. Man nutzt sein Leben für die spirituelle Selbstverwirklichung.

Die Prinzessin Lakshmi verbrachte ihre Zeit mit Yoga und Meditation. Sie entwickelte kreativ ihren optimalen Weg des spirituellen Übens. Nach sieben Jahren erwachte ihre Kundalini-Energie. Sie brach zur Erleuchtung durch. Sie lebte im Licht und strahlte Licht aus. Sie war jetzt zu einer echten Göttin des Glücks geworden.

Das merkten die Menschen um sie herum. Viele Frauen aus den umliegenden Dörfern kamen regelmäßig und besuchten sie. Lakshmi verbrachte ihr Leben glücklich in Gott und im großen Geben. Und auch hierbei war sie sehr kreativ. Sie fand für jeden ihrer Besucher kreativ einen Weg, wie sie ihm am besten spirituell helfen konnte.

Dem Prinzen war klar, dass sie vor der Hochzeit mit ihm geflüchtet war. Er erklärte die Prinzessin für verrückt und heiratete eine andere Frau. Mit ihr konnte er sein weltliches Leben gut fortsetzen. Sie war genauso wie er und glaubte an das große Glück durch die weltlichen Genüsse. Insofern war es auch für den Prinzen glücklich, dass aus der Hochzeit mit Lakshmi nichts wurde. Mit seiner neuen Frau konnte er den Weg gehen, der für ihn richtig war. Der Prinz machte deshalb auch keinen Versuch, Lakshmi zu finden.

Eines Tages verirrte sich aber der Vater des Prinzen, der alte König, auf der Jagd in dem Wald und entdeckte Lakshmi in ihrer Höhle. Er erkannte sofort, dass sie zur Erleuchtung gelangt war. Er beugte sich vor ihr nieder und bat sie um eine Belehrung. Lakshmi sprach: "Das Leben in der Welt ist überwiegend Leid. Dauerhaft glücklich ist nur der Erleuchtete. Jeder weise Mensch sollte als Yogi leben, wenn es ihm möglich ist." Der König nahm sich die Worte zu Herzen, dankte ab und wurde auch ein Yogi.

Der Schwarzmagier

In einer Stadt in Nordindien lebte ein böser Magier. Er besaß große spirituelle Kräfte und beherrschte damit seine Mitmenschen. Alle hatten Angst vor ihm und gaben ihm, was er wollte. Keiner wagte es, ihn auf sein böses Tun hinzuweisen. Keiner konnte seine Macht brechen. Der Magier war mit dem Maharaja (Fürst) seines Bezirks befreundet. Beide feierten oft ausschweifende Feste, bei denen es viel Alkohol und auch Drogen gab. Der weltliche und der spirituelle Machthaber des Bezirkes lebten in einer unheiligen Allianz zum Schaden der dortigen Bevölkerung.

Eines Tages jedoch ging der Maharaja auf Reisen und traf dabei den erleuchteten Meister Mahaprabhuji. Er war von Mahaprabhujis heiliger Ausstrahlung so beeindruckt, dass er sein Schüler wurde. Zuhause gab er sofort den Alkohol, die Drogen und das Fleischessen auf. Mahaprabhuji beschützte ihn mit seiner Energie vor dem Einfluss des Magiers.

Der Magier war wütend und wollte Mahaprabhuji mit seinen spirituellen Kräften vernichten. Um den Maharaja wieder in seine Gewalt zu bekommen, machte er sich auf den Weg zu Mahaprabhuji.

Unterwegs verletzte er sich schwer am Bein. Er hatte zwei Träume. In dem einen Traum sah er sich in der Hölle und litt unter großer Angst und großem Schmerz. In dem zweiten Traum sah er sich im Himmel. Seine Seele war voller Frieden, Liebe, Licht und Glück. Er genoß den ewigen Segen der befreiten Seelen.

Als er zu Mahaprabhuji kam, stellte er sich vor ihn hin und strahlte seine ganze negative Energie auf ihn. Doch Mahaprabhuji blieb völlig ruhig und unbeeindruckt. Die negativen Energien konnten ihm nichts anhaben. Er sagte zu dem Magier: "Das Licht ist stärker als die Dunkelheit. Es siegt durch die Liebe."

Der Magier wurde sich der spirituellen Größe Mahaprabhujis und seiner eigenen Schlechtigkeit bewußt. Ihm wurde klar, was die beiden Träume zu bedeuten hatten. Wenn er seinen Weg der schwarzen Magie weiter fortsetzen würde, würde er nach seinem Tod in die Hölle kommen. Wenn er dagegen vor Mahaprabhuji sein falsches Tun bereute und in Zukunft nur gute Dinge tun würde, würde er gerettet werden. Er bat Mahaprabhuji um Verzeihung für seine Sünden. Er sei unwissend gewesen, und jetzt seien ihm die Augen für den wahren Weg geöffnet worden. Mahaprabhuji vergab dem Magier seine Schuld und nahm ihn als Schüler an. Er heilte das Bein des Magiers und übertrug ihm eine positive Lebensaufgabe.

Rama und Sita

Vor einigen tausend Jahren lebte auf der Insel Sri Lanka der mächtige Dämon Ravana. Er unterdrückte seine Mitmenschen und wollte die ganze Welt erobern. Keiner war in der Lage, Ravana zu besiegen. Deshalb inkarnierten sich der Gott der Liebe, Vishnu, und seine Frau Lakshmi als Rama und Sita auf der Erde.

Rama wurde als Sohn des indischen Königs Dasaratha und Sita als Tochter des Königs Janaka geboren. Damals gab es viele kleine Königreiche in Indien. Bevor Rama die Nachfolge seines Vaters als König antrat, lebte er vierzehn Jahre als Yogi im Wald. Vierzehn Jahre sind ein guter Zeitraum zur spirituellen Selbstverwirklichung. Rama wollte als erleuchteter König sein Volk ins Glück führen. Damit es ihm als Yogi nicht zu langweilig wurde, heiratete er die schöne Sita und nahm sie mit in seine Yogi-Hütte. Als Yogis hatten sie viel Zeit füreinander. Sie genossen sich, ihr Leben und ihre Körper. Sie bekamen zwei Kinder. Rama und Sita lebten im Wald als glückliche kleine Familie. Rama ging tagsüber jagen. Sita versorgte die Kinder. Wenn sie miteinander schliefen, praktizierten sie Tantra-Yoga. Dadurch gelangten sie jeden Tag ins Licht. Beide wuchsen immer weiter im inneren Glück und in der Liebe zueinander.

Ravana hörte von der schönen Sita und wollte sie besitzen. Er wollte auch so glücklich sein wie Rama. Er verkleidete sich als Bettler und wanderte zum Yogi-Wald. Als Rama auf der Jagd war, entführte Ravana Sita und brachte sie in sein Schloss auf Sri Lanka. Sita wehrte sich verzweifelt, konnte aber nichts gegen den starken Ravana tun. Als Rama zurückkam, entdeckte er den Raub seiner Frau. Er beschloss, sie zurück zu erobern. Doch wie sollte er den mächtigen Ravana besiegen? Traurig und mutlos saß er vor seiner Hütte. Zum Glück hatte er einen guten Freund, den Affen Hanuman. Hanuman war sehr schlau. Er schlich sich in die Burg von Ravana und erkundete dessen Stärken und Schwächen. Gemeinsam mit Rama entwickelte er einen Schlachtplan. Ravana war durch die Strategie der kleinen Schritte zu besiegen.

Rama und Hanuman warfen viele Steine in das Meer zwischen Indien und Sri Lanka. So entstand im Laufe der Zeit eine Landverbindung. Über diese Landverbindung gelangten sie mit ihren Armeen nach Sri Lanka, besiegten Ravana in einem gewaltigen Kampf und befreiten Sita. Rama kehrte zurück nach Indien, wurde König und regierte gemeinsam mit Sita glücklich bis an sein Lebensende. Ravana steht für das Ego, Sita für das innere Glück und Hanuman für eine kluge Erleuchtungsstrategie. Wer jeden Tag einen kleinen Schritt auf dem richtigen Weg voran geht, kommt eines Tages im Licht an.

Die Kuh, die alle Wünsche erfüllt

Es war einmal ein König, der hatte die Krankheit der Unzufriedenheit. Er war nie zufrieden. Kaum hatte er sich einen Wunsch erfüllt, entstand sofort ein neuer Wunsch in seinem Kopf. Der König war sehr reich, aber wegen seiner inneren Unruhe konnte er seinen Reichtum nicht wirklich genießen.

In seinem Königreich wohnte ein alter weiser Mann. Er hieß Vashishta und besaß eine Wunschkuh. Wenn man dieser Kuh einen Wunsch ins Ohr flüsterte, dann ging er in Erfüllung. Eines Tages hörte der König von der Wunschkuh und wollte sie sofort haben. Mit seinem Gefolge macht er sich auf zu Vashishta.

Der Weise empfing den König freundlich und fragte, was ihn zu einer so langen und beschwerlichen Reise in die Abgeschiedenheit der Berge veranlasst habe. Der König bat den Weisen, ihm die Wunschkuh zu verkaufen. Aber der Weise lachte ihn nur aus: "Diese Kuh kann man nur durch ein Leben als Yogi erlangen. Diese Kuh entsteht im erleuchteten Bewusstsein. Wer erleuchtet ist, der kann sich kraft seiner Gedanken alle Wünsche erfüllen. Er braucht nur etwas zu visualisieren, und schon verwirklicht es sich in der äußeren Welt. Diese Kuh kann man nicht kaufen. Man kann sie sich nur selbst erarbeiten."

Da der König die Wunschkuh unbedingt haben wollte, blieb ihm nichts anderes übrig, als ein Yogi zu werden. Er übergab sein Königreich seinen Ministern zur Verwaltung und baute sich neben dem Weisen Vashishta eine Yogihütte. Jeden Tag meditierte er von morgens bis abends. Er las in den heiligen Schriften, übte sich im Yoga und dachte Mantras. Wenn er auf seinem Yogaweg nicht weiterwusste, fragte er Vashishta um Rat.

Seine Minister schickten ihm regelmäßig etwas zu essen und im Winter Brennholz. Der König brauchte nicht zu hungern und zu frieren. Es ging ihm gut in seinem Leben als Yogi, obwohl er auf viele Dinge aus seinem weltlichen Leben verzichten musste. Der Verzicht fiel ihm am Anfang sehr schwer. Immer wenn ein weltlicher Wunsch in seinem Geist auftauchte, sagte der König sich, dass er für ein höheres Ziel jetzt ein Zeitlang darauf verzichten wollte. Das konnte sein Geist akzeptieren. Im Laufe der Zeit wurden seine weltlichen Wünsche immer kleiner.

So praktizierte der König viele Jahre als abgeschiedener Yogi. Eines Tages verwirklichte er das innere Glück. Da erkannte er, dass er nichts Äußeres mehr brauchte. Alle seine vielen Wünsche waren nur eine Ersatzbefriedigung für das Leben im Licht. Wer erleuchtet ist, der hat so viel Glück in sich, dass es durch äußere Genüsse nicht mehr zu steigern ist. Der König ging nach der Erleuchtung zurück in sein Königreich und diente seinem Volk als Karma-Yogi. Er besaß jetzt zwar die Wunschkuh. Was er sich wünschte, verwirklichte sich. Nur

wünschte er sich nichts mehr. Er war mit dem zufrieden, was er
hatte.

Der König und die fünf Opfer

Es war einmal ein König, der wollte gerne das innere Glück
verwirklichen. Sein Priester erklärte ihm, dass dazu eine
fünffache Entsagung notwendig sei.

Als Erstes entsagte der König seinem Königreich. Er zog in
einen abgeschiedenen Wald und lebte dort als Yogi. Als
Zweites entsagte der König der Sexualität. Er lebte ohne eine
Beziehung, um seine Energie besser auf seine spirituellen
Übungen konzentrieren zu können. Das war für ihn das größte
Opfer.

Als Drittes entsagte der König seinen Gedanken. Er meditierte
viel und lebte in der großen Ruhe. Als Viertes entsagte er
seinem Ich-Bewusstsein. Er ließ sein Ego los, ging durch die
große Leerheit (Nichtswerdung) hindurch und gelangte ins
Licht. Es fühlt sich unangenehm an, wenn sich das Ego auflöst.
Aber dahinter wartet das innere Glück. Wer das weiß, kann
leicht sein Ego opfern.

Der König genoss einige Zeit das Glück der Erleuchtung. Dann
dachte er an das Leid seiner Mitmenschen. Sie kannten den
Weg des inneren Glücks nicht. Sie brauchten einen erleuchteten
Helfer, der sie auf dem Weg des inneren Friedens, der Liebe
und des Glücks anleitete.

Der König entsagte deshalb als Fünftes dem großen Glück der
Abgeschiedenheit und ging wieder zurück in sein Königreich.
Er half vielen Menschen auf dem spirituellen Weg und machte
das Glück zum Staatsziel. Er lebte als Hatha-Yogi im

dauerhaften Üben, als Karma-Yogi in der großen Liebe und als Bhogi-Yogi im unermesslichen Glück des ständigen Paradiesbewusstseins. Die fünf Opfer erwiesen sich als die größte Gnade in seinem Leben.

Der Königssohn und der Tod

Es war einmal ein Königssohn, der war sehr klug. Er lernte bei allen weisen Männern und Frauen seines Landes. Als sie ihm nichts mehr beibringen konnten, schickte ihn sein Vater, der König, in die weite Welt hinaus. In allen Ländern der Erde suchte der Königssohn die größten Gelehrten auf und blieb so lange bei ihnen, bis er ihr Wissen vollständig in sich aufgenommen hatte. Nach einigen Jahren wusste er alles. Er kehrte zu seinem Vater zurück, um die Herrschaft über sein Land zu übernehmen.

Bevor er sich zum König krönen ließ, bat er alle Bewohner seines Landes hervorzutreten, die etwas wussten, was er noch nicht wusste. Machtvoll hob ein alter Mann seine Hand. Er sah sehr bleich aus. Sein Körper bestand nur aus Haut und Knochen. Er sprach: "Ich bin der Tod. Ich kann dich das höchste Wissen lehren."

Der Königssohn folgte dem Tod in eine abgelegene Hütte in den Bergen. Der Tod setzte sich auf seinen Thron und bat den jungen Mann, zu seinen Füßen Platz zu nehmen. Drei Jahre saß der Prinz schweigend bei den Füßen des Meisters. Sie sprachen kein Wort. Der Geist des Königssohnes wurde immer ruhiger. Er vergaß all sein Wissen.

Im Laufe der Zeit entstand eine starke spirituelle Energie. Sie verwandelte den Königssohn. Sein Ego verschwand, und Glück breitete sich in ihm aus. Er lebte jetzt dauerhaft in einer großen Wolke aus Erleuchtungsenergie. Wenn er diese Energie auf andere Menschen übertrug, konnte er sie damit heilen. Wenn er die Hand auf seinen eigenen Körper legte, konnte er sofort Gesundheit und Glück in sich erzeugen.

Als erleuchteter König regierte er sein Land weise und gerecht. Er blieb stets bescheiden, weil er wusste, dass der Tod ein noch größerer Meister als er war. Als seine Zeit um war, stand plötzlich der Tod vor der Tür. Der Tod sagte: "Du hast dein Leben gut genutzt. Du hast dein inneres Glück verwirklicht. Du hast deinen Mitmenschen viel Gutes getan. Deshalb wartet jetzt das Licht auf dich."

Die vier Lebensstufen

Jada Bharata war der erste große König in Indien. Er vereinigte das ganze Land unter seiner Herrschaft und gab ihm eine einheitliche Religion. Jada Bharata nannte seine Religion den Sanatana-Dharma (ewige Wahrheit). Man kann den Sanatana-Dharma als die Wissenschaft vom Glück bezeichnen. Im Westen wird der Sanatana-Dharma Hinduismus genannt. Die vorherrschende Form des Hinduismus ist heute der Neohinduismus. Der Neohinduismus betont die umfassende Liebe, die Einheit aller Religionen und das echte spirituelle Üben. Wichtige Vertreter des Neohinduismus sind Ramakrishna, Vivekananda, Ramana Maharshi, Anandamayi Ma, Mahatma Gandhi, Yogananda, Swami Shivananda, Sai Baba, Amma und Mutter Meera.

Jada Bharata lehrte den Weg der vier Lebensstufen. In der Jugend erwirbt man spirituelles und berufliches Wissen. Dann gründet man eine Familie. Wenn die Kinder groß sind, zieht man sich zum intensiven spirituellen Üben zurück. Das Alter verbringt man dann im inneren Glück und steigt nach dem Tod in die Lichtwelt auf. Vereinfacht kann man sagen, dass ein weiser Mensch sein Leben zweiteilen sollte. Die erste Hälfte des Lebens auf der Erde erkundet man die Welt und genießt die äußeren Freuden. In der zweiten Hälfte konzentriert man sich auf sein inneres Glück und verwirklicht sein Glückswesen. Man lebt zuerst als Bhogi (Genussmensch) und dann als Yogi (Glücksmensch). So hat man den größten Gewinn aus dem Erdenleben. Das ist aus der Sicht des Yoga ein gelungenes Leben. Auch Buddha folgte dieser Zweiteilung. Bis zum Alter von etwa 30 Jahre lebte er mit seiner Frau und seinem Sohn zusammen. Und dann verwandelte sich er sich von einem weltlichen in einen spirituellen Menschen.

Jada Bharata wurde im Alter ein Yogi und verwirklichte das innere Glück. Kurz vor seinem Tod überlegte er, ob er jetzt dauerhaft in der Lichtwelt bleiben oder noch einmal auf die Erde zurückkehren sollte. Jeder Yogi hat im Moment seines Todes die freie Wahl. Mit seinem letzten Gedanken (Mantra) entscheidet er über sein weiteres Schicksal. Jada Bharata sah das viele Leid auf der Welt und entschied sich für eine Wiedergeburt als spiritueller Lehrer. In seinem nächsten Leben wurde er gleich ein Yogi und erreichte schnell die Erleuchtung. Er lebte als Jivanmukta (befreite Seele, Buddha) im großen Nichtstun (Sein, Glück). Eines Tages kam "zufällig" der neue indische König vorbei. Jade Bharata weihte ihn in den Weg der umfassenden Liebe ein. Die indische Religion war zwischenzeitlich zu einem Weg des formalen Übens und der Erhaltung der Macht der herrschenden Klasse erstarrt. Der König erweckte den Sanatana-Dharma zu neuem Leben und brachte dadurch viele Menschen ins Licht.

Der Meister des Mitgefühls

Atisha war ein tibetischer Meister der umfassenden Liebe. Er wurde 980 in Indien geboren. Er war zuerst Professor an einer Klosteruniversität, dann machte er sich auf die Suche nach dem schnellsten Weg zur Selbstverwirklichung. Er pilgerte von Meister zu Meister und probierte ihre Techniken aus. Der Meister Rahula brachte ihn geistig zum großen Durchbruch: "Jede Form der Selbstbezogenheit hindert dich daran vollständig erleuchtet zu werden. Auch wenn du Jahrzehnte in einer abgeschiedenen Höhle meditierst, gewinnst du vielleicht große spirituelle Kräfte. Aber vermutlich wird dann auch Stolz in dir entstehen. Und dieser Stolz wird dich daran hindern auf eine hohe Ebene der Erleuchtung zu gelangen. Er wird deine vollständige Einswerdung mit dem Kosmos blockieren. Du musst dein kleines Ich als einen gedanklichen Irrtum durchschauen. Du musst dein Ego, dein Ich-Bewusstsein, überwinden. Dann wirst du frei. Dann trittst du bewusstseinsmäßig ins große Selbst, ins Licht, in ein Leben in Gott ein. Du kommst vom Egobewusstsein zum kosmischen Bewusstsein. Du denkst dann von der Einheit des Kosmos her. Und genau dadurch bekommst du von Gott ständig große Kraft, Liebe, Glück, Frieden und Erleuchtung."

Das überzeugte Atisha. Doch wie sollte er das erreichen? Ihm fehlte eine wirksame Technik zur Überwindung seines Egobewusstseins. Diese Technik lernte er bei dem Meister Serlingpa. Sie wird im tibetischen Buddhismus Tonglen genannt und bedeutet Auswechseln. Man übt es, sich mit seinen Mitmenschen zu identifizieren. Man verbindet sich mit ihrem Leid und sendet ihnen positive Energie. Atisha lebte zwölf Jahre als Yogi und ging dann zehn Jahre als spiritueller Meister nach Tibet, um den Menschen dort den Weg der umfassenden Liebe zu schenken.

Tonglen kann man auf verschiedene Arten praktizieren. Der tibetische Weg ist sehr radikal. Man übernimmt geistig alles Leid von seinen Mitmenschen und sendet ihnen gedanklich all sein Glück. Und man tut das so ernsthaft, dass man damit rechnet, dass wirklich eine Übertragung der Leidenergie (des schlechten Karmas) stattfindet. Nils hat für sich den Weg etwas abgemildert. Nach seiner Erfahrung reicht es aus, wenn man bei dem Leid auf der Welt konsequent hinsieht, Mitgefühl entwickelt und im Rahmen seiner Möglichkeiten hilft. Wer äußerlich als Yogi (in der Ruhe) und innerlich im Schwerpunkt als Karma-Yogi (im Helfen) lebt, wächst ins Licht. Wer aus der Ruhe (dem Sein) heraus für das Glück aller Wesen arbeitet, entwickelt optimal sein inneres Glück. Wie gelingt dir heute die Identifizierung mit deinen leidenden Mitmenschen: 1. Die Menschheit ist eine Familie. Alle Menschen sind Brüder und Schwestern. In einer Familie helfen sich alle gegenseitig. 2. Wenn es mir schlecht geht, möchte ich auch, dass mir geholfen wird. Wem es gut geht, der sollte denen helfen, den es schlecht geht. 3. Ich bin eine Mutter/ein Vater aller Wesen (ein spiritueller Meister). Ich sehe alle Wesen als meine Kinder an und motiviere mich so ihnen zu helfen.

Der Räuber Ratnakar

Es war einmal ein großer Räuber. Der hieß Ratnakar und wütete schrecklich in Indien. Er war so klug, dass ihn keiner fangen konnte. Von weltlichen Menschen war er nicht zu überwinden. Nur ein spiritueller Mensch konnte ihn besiegen, indem er die Verwirrung im Kopf des Räubers auflöste.

Eines Tages kam der heilige Musikant Narada in den Wald des Räubers. Ratnakar sprang aus seinem Versteck hervor und rief: "Geld oder Leben." Er schwang bedrohlich sein Schwert. Aber Narada lebte im inneren Frieden und fürchtete sich nicht. Ruhig antwortete er: "Ich habe kein Geld. Ich besitze aber einen großen inneren Schatz. Wer diesen Schatz zueigen hat, ist reicher als der reichste König. Ich bin gerne bereit, dir diesen Schatz zu schenken."

Ratnakar wollte sofort den großen inneren Schatz haben. Narada erklärte daraufhin: "Der größte Schatz ist für jeden Menschen das Leben im Licht. Das Glück der inneren Selbstverwirklichung ist tausendmal größer als das Glück jeder äußeren Selbstverwirklichung. Der große innere Schatz heißt Sat-Chid-Ananda. Das bedeutet Leben im Sein, im kosmischen Bewusstsein und in der sich daraus ergebenden Glückseligkeit."

Vom Sat-Chid-Ananda hatte Ratnakar schon gehört. Aber wie sollte ein so großer Sünder wie er jemals zu einem Heiligen werden können? Narada meinte daraufhin: "Durch die Gnade eines erleuchteten Meisters ist alles möglich." Der Räuber Ratnakar war ein mutiger Mann. Er begriff, dass das Schicksal ihm hier eine große Chance eröffnete. Er sagte deshalb zu Narada: "Gut. Erleuchte mich. Ich bin bereit."

Narada legte seine Hand auf das Scheitelchakra des Räubers und übertrug ihm seine Erleuchtungsenergie. Ratnakar war völlig in Licht und Glück eingetaucht. Er erkannte seine Einheit mit allen Wesen und tat keinem Menschen jemals wieder etwas Böses. Er pries Gott für die große Gnade, dass er ihm Narada geschickt hatte. Er lebte von nun an als friedlicher Yogi und half auf seine Art allen Menschen, die ihn besuchten und um Hilfe baten. Mit der Hilfe eines erleuchteten Meisters können auch große Sünder gerettet werden. Und wenn große Sünder gerettet werden können, dann können auch kleine

Sünder gerettet werden, wenn sie konsequent den spirituellen Weg gehen.

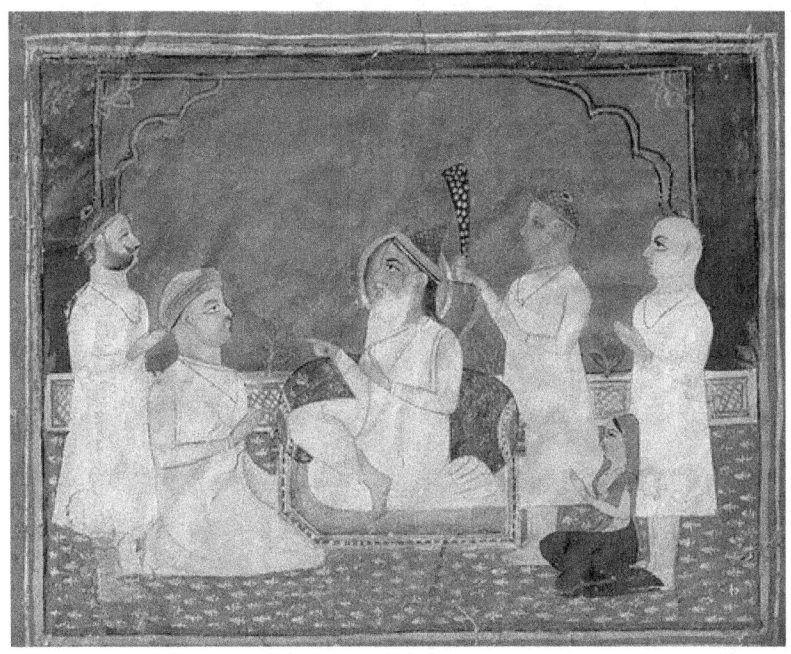

Yoga-Meister

Wikipedia: *Guru ist ein religiöser Titel für einen spirituellen Lehrer im Hinduismus, im Sikhismus und im tantrischen Buddhismus. Einige Hindu-Glaubensgemeinschaften halten daran fest, dass ein persönliches Verhältnis zu einem lebenden Guru notwendig ist, um Moksha, die Befreiung, zu erreichen. In der Bhakti- und Tantra-Tradition gilt der Guru als identisch mit dem höchsten Sein (Sat-Chid-Ananda, Sein-Einheitsbewusstsein-Glück). Der Glaube an eine direkte Kraft- und Heilsübertragung vom Guru auf den Schüler spielt dabei eine zentrale Rolle.*

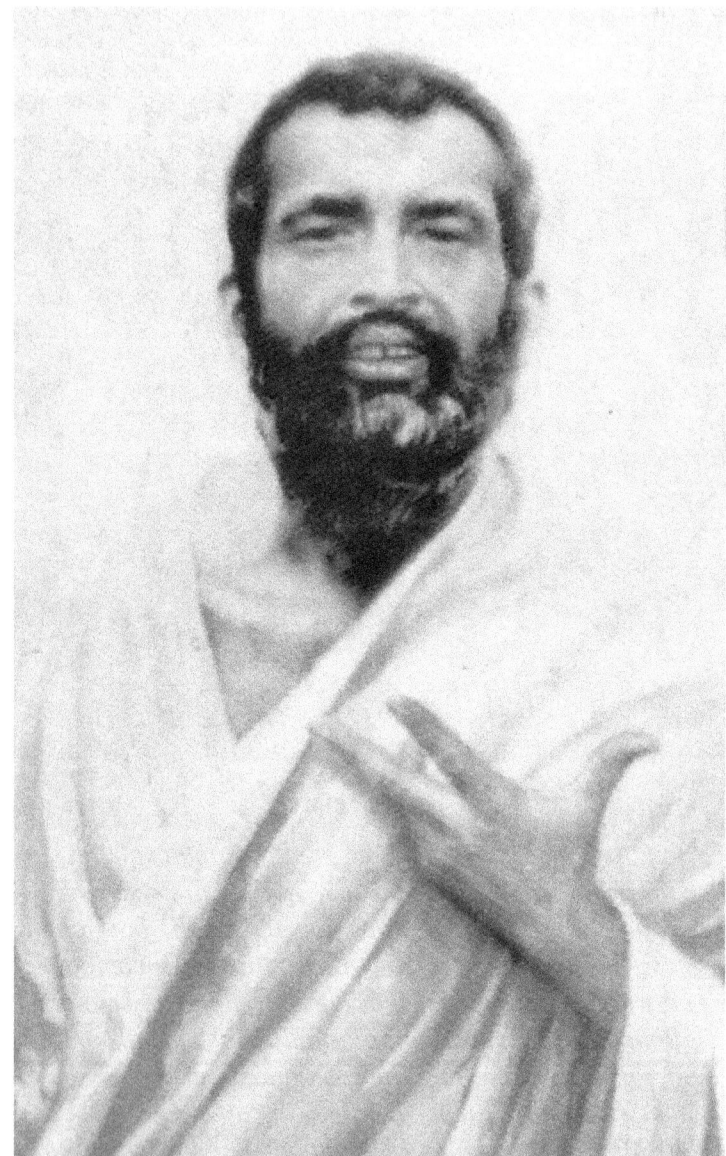

Ramakrishna

Ramakrishna ist der Begründer des modernen Hinduismus (Neohinduismus). Der Neohinduismus ist pluralistisch (Einheit aller Religionen) und beruht auf dem Grundsatz der umfassenden Liebe. Ramakrishna hat viele spirituelle Techniken und Religionen ausprobiert, seinen persönlichen Weg gefunden und dann seinen Hauptschüler Vivekananda in den Westen geschickt. Vivekananda war 1893 der Hauptredner beim ersten Weltparlament der Religionen in Chicago und öffnete den Westen für die hinduistische Spiritualität.

Wikipeda: *Ramakrishna (* 18. Februar 1836 in Bengalen; †* *16. August 1886 in Kolkata) war ein bedeutender hinduistischer Mystiker.*

Ramakrishna durchlebte drei bedeutende Strömungen des Hinduismus: Tantrismus, Vishnuismus und Vedanta. Schnell erwarb er alle erforderlichen Fertigkeiten und praktizierte die zugehörigen Übungen. Als er Vedanta praktizierte, bekam er mit Tota Puri einen neuen Lehrer, einen Wandermönch, der ihn lehrte, das Absolute jenseits aller Relativität zu verwirklichen. Es wird berichtet, damit sei für Ramakrishna die letzte Schranke gefallen und er habe das Stadium des Nirvikalpa Samadhi, der 'Nicht-Zweiheit', erreicht.

Nachdem Ramakrishna den Hinduismus durch eigenes Erleben verinnerlicht hatte, versuchte er für sich persönlich den Islam sowie das Christentum zu erfassen, indem er für einige Zeit als Moslem und als Christ lebte. In beiden Fällen erkannte er die prinzipielle Gleichheit der Religionen, dasselbe Ziel mit unterschiedlichen Wegen: „Ich habe alle Religionsbräuche geübt: den Hinduismus, den Islam, das Christentum, und ich bin auch die Wege der verschiedenen Sekten des Hinduismus gegangen, und ich habe gefunden, dass es derselbe Gott ist, zu dem sie alle streben, wenn auch auf verschiedenen Wegen ...

Ich sehe überall Menschen, die sich im Namen der Religion streiten: Hindus, Muslime, Brahmos, Vishnuiten usw. Sie bedenken aber nicht, dass Der, der Krishna genannt wird, ebenso auch Shiva heißt, und ebenso gut kann er Urkraft, Jesus oder Allah genannt werden und ebenso gut der eine Rama mit seinen tausend Namen. Der Urgrund ist Einer unter verschiedenen Namen, und ein jeder sucht nach demselben Urgrund; nur Klima, Naturanlage und Benennung schaffen die Unterschiede. "

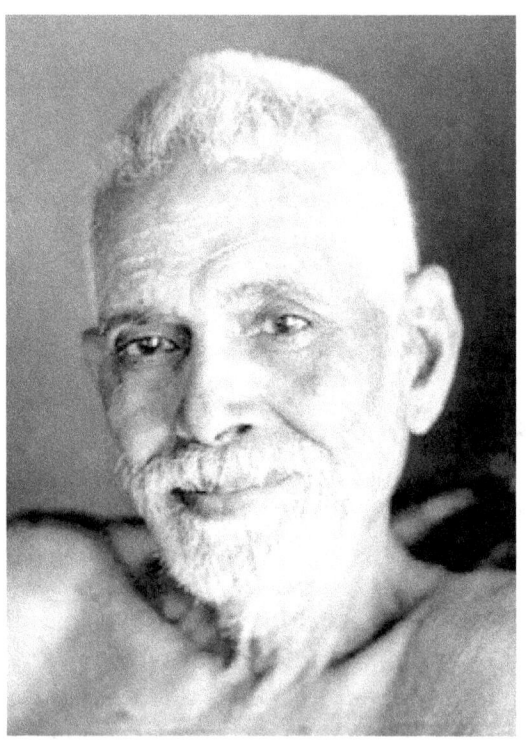

Ramana Maharshi

Ramana Maharshi (*1879 bis 1950) ist das zentrale Vorbild der westlichen Satsang-Bewegung. Er gelangte im Alter von 16 Jahren durch die Konzentration auf den Tod in kurzer Zeit zur Erleuchtung und lebte danach als Eremit auf dem heiligen Berg Arunachala in Indien. Durch die Kraft seiner starken Energie (Ausstrahlung) gelangten viele Besucher ebenfalls zur Erleuchtung. Der Schrifsteller Paul Brunton machte Ramana Maharshi im Westen bekannt. Sein Schüler Poonja begründete die westliche Satsang-Bewegung. Er löste eine Welle des Interesses am östlichen „Advaita" im Westen aus, indem er erklärte, Erleuchtung sei durch plötzliche Erkenntnis und ohne jede Anstrengung für jeden Menschen möglich.

Wikipedia: Ramana Maharshi war ein indischer Guru. Er war ein Vertreter des Advaita-Vedanta des 20. Jahrhunderts und lehrte die Methode Atma Vichara, die Erforschung des Selbst, durch die Frage „Wer bin ich?".

Dutzende westliche Satsang-Lehrer berufen sich heute auf ihn und sehen in ihm ihren Vorgänger. Im Alter von 16 Jahren hatte Ramana laut seinen eigenen Erzählungen ein prägendes Erlebnis. Während einer elementaren Todesangst habe er sich mit der Frage beschäftigt, was im Tod stirbt. Er sei zu der Antwort gekommen, dass zwar der Körper sterben möge, jedoch nicht der Geist bzw. das Bewusstsein. Später sagte er zu dem Erlebnis: „Das Selbst war etwas sehr Reales, das einzige Reale in meinem derzeitigen Zustand, und die gesamte bewusste Aktivität meines Körpers konzentrierte sich auf dieses Selbst. Seither ist die faszinierende Kraft dieses Selbst im Mittelpunkt meiner Aufmerksamkeit geblieben [...].

Das Aufgesaugt-Sein in das Selbst dauert seitdem ohne Unterbrechung an. Andere Gedanken erscheinen und verschwinden wieder, ähnlich wie die Noten eines Musikstücks, aber das Selbst ist wie ein Grundton unter den anderen Noten stets vorhanden und mischt sich mit diesen. Auch wenn mein Körper vom Reden, Lesen oder was auch immer eingenommen ist, ist mein ganzes Sein nicht minder auf das Selbst zentriert. "

Die Lehre von Ramana Maharshi fußt auf der Idee, dass eine Erkenntnis der wahren, göttlichen Natur des Menschen (dem „Selbst") von seinem Verstand verschleiert wird. Nahezu alle Verstandestätigkeiten, ob bewusst oder unbewusst, dienen dem Errichten und der Aufrechterhaltung eines persönlichen Zentrums, der „Ich"-Vorstellung. Ein Hauptaugenmerk der spirituellen Praxis (Sadhana) soll darauf liegen, den illusorischen Charakter dieses Zentrums offenzulegen. Wenn es vollständig zusammenbricht, kommt das Selbst dauerhaft zum Vorschein.

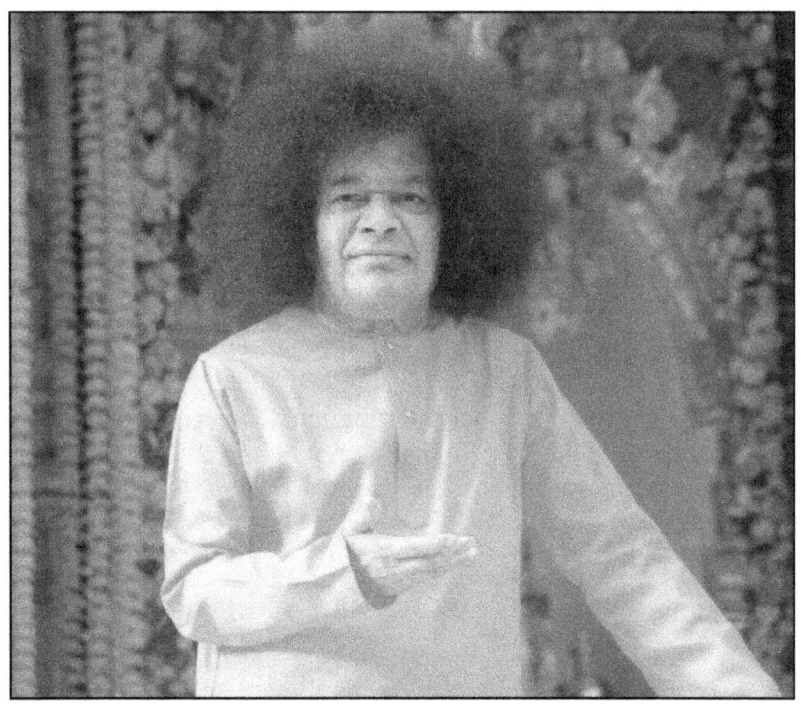

Sathya Sai Baba

Der in Indien heutzutage bekannteste Yoga-Meister ist Sathya Sai Baba. Er wurde am 23. November 1926 geboren und starb am 24. April 2011. Bereits im Alter von vierzehn Jahren begann er seine spirituelle Lehrtätigkeit. Er gründete einen Ashram in Puttaparti und reiste zu Vorträgen durch sein Land. Sein Ashram in Puttaparti ist ein wichtiges Reiseziel für viele westliche Menschen. Sathya Sai Baba hat indienweit zahlreiche Hilfs- und Bildungswerke ins Leben gerufen.

Er lehrte die fünf Grundsätze: Sathya (Wahrheit), Prema (Liebe), Shanti (Frieden), Ahimsa (Gewaltlosigkeit) und Dharma (Rechtschaffenheit). Sai Baba sagte: "Sei glücklich. Gehe in deinem Leben einen Glücksweg. Gehe den Weg, der zu dir paßt. Gehe ihn konsequent und mit Ausdauer."

Sai Baba vertrat die Einheit aller Religionen. Er lehrte, dass alle Religionen Wege zur Erleuchtung sind, wenn sie richtig praktiziert werden. Sai Baba wünschte eine glückliche Welt. Er wünschte eine Welt der Liebe, des Friedens und des Glücks. Seine Hauptaufgabe sah er in der Arbeit für dieses große Ziel. Er glaubte, dass der Menschheit ein goldenes Zeitalter bevorstehe. "Die Zeit für einen Wandel auf der Welt ist gekommen. Wenn das goldene Zeitalter kommt, wird Liebe und Frieden die Welt erfüllen. Wann das goldene Zeitalter kommt, hängt von der Mitarbeit möglichst vieler Menschen auf der Welt ab. Jetzt ist die Zeit, damit zu beginnen."

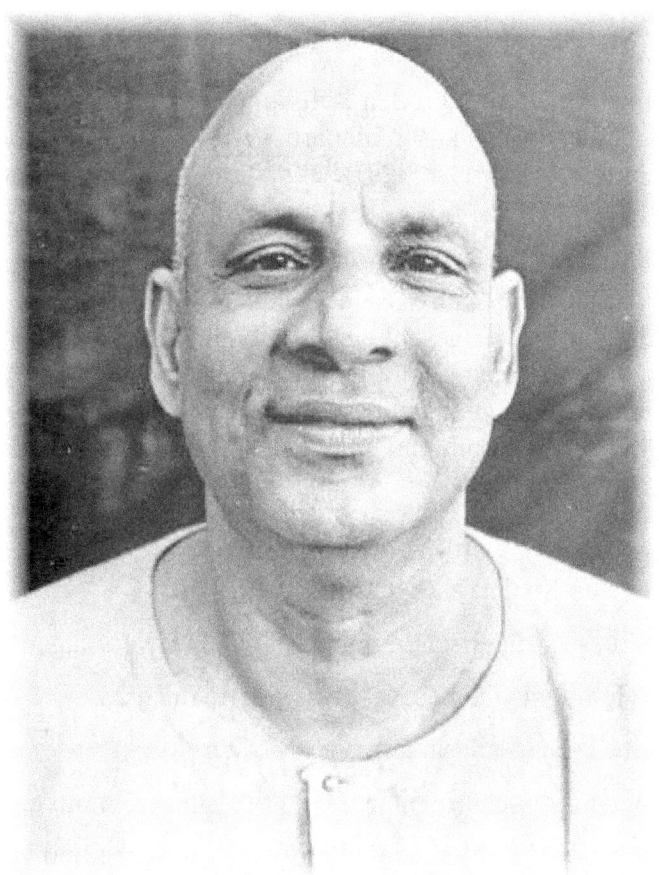

Swami Shivananda

Swami Shivananda (auch Sivananda geschrieben) lebte von
1897 bis 1963 in Indien. Er war einer der größten indischen
Heiligen der Neuzeit. Von Beruf war er Arzt. Er lehrte den
Yoga der Dreiheit (Trimurti-Yoga), die Verbindung von Hatha-
Yoga (spirituelle Übungen), Karma-Yoga (für eine glückliche
Welt arbeiten) und Meister-Yoga (tägliche Verbindung mit
einem erleuchteten Meister). Je älter Swami Shivananda

wurde, desto mehr betonte er den Weg der umfassenden Liebe und das Ziel einer glücklichen Welt. Er setzte sich sehr für die Zusammenarbeit aller großen Religionen ein. Auch die Yogis untereinander sollten zusammenarbeiten. 1958 organisierte er eine Konferenz in Venkatagiri, bei der Sai Baba den Vorsitz führte.

Swami Shivananda liebte den Humor. Bei ihm wurde viel geübt und viel gelacht. Als seine Schüler einmal ziemlich missmutig und unausgeschlafen zum Yoga-Unterricht kamen, veranstaltete er einen Lachwettbewerb. Er erzählte einen Witz und alle begannen zu lachen. Nach und nach kamen immer mehr Menschen zusammen und lachten mit. Zum Schluss wusste keiner mehr worum es ging und alle waren fröhlich.

Gedicht von Swami Shivananda

Ich war dieses trügerischen Lebens sinnlicher Vergnügen müde

Dieses Gefängnis meines Körpers widerte mich an.

Ich suchte die Gesellschaft großer Meister

Und saugte ihre nektargleichen Unterweisungen in mich auf.

Ich durchstreifte den grauenvollen Wald von Liebe und Haß.

Ich wanderte weit jenseits der Welt von Gut und Böse

Ich kam zum Grenzland erstaunlicher Stille

Und erhaschte den Glanz der Seele in mir.

All mein Leid ist jetzt vorbei

Mein Herz fließt über vor Freude

Frieden ist in meine Seele eingezogen

Ich wurde plötzlich herausgehoben

Ein neues Leben brach an.

Ich erfuhr die innere Welt der Wirklichkeit

Das Unsichtbare erfüllte meine Seele und mein Herz.

Ich badete in einer Flut unaussprechlichen Glücks

Und sah Gott hinter allen Namen und Gestalten

Und erkannte, daß ich aus Licht bin.

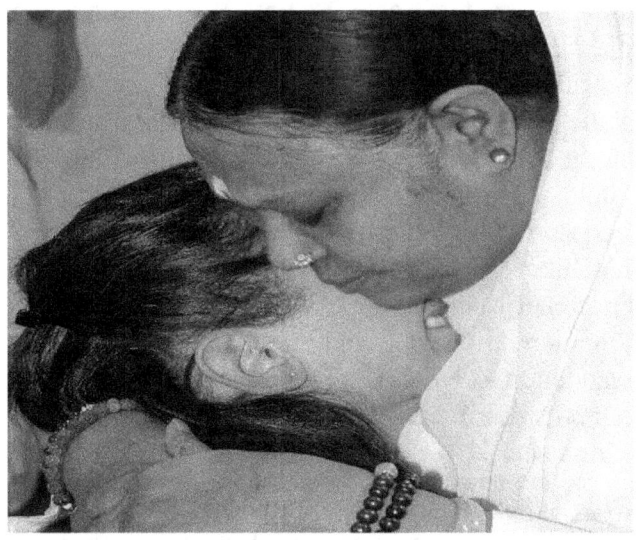

Amritanandamayi

Amritanandamayi (Amma) wurde am 27.9.1953 in Kerala geboren. Bereits im Alter von fünf Jahren begann sie mit ihrer spirituellen Praxis. Ihr Motto war: *"Vergeude spirituell keine Minute in deinem Leben."* Im Alter von 17 Jahren gelangte sie zur Erleuchtung und mit 22 Jahren erreichte sie die Buddhaschaft (vollständige Erleuchtung).

Sie gründete in ihrem Heimatort in Südindien (Kerala) einen Ashram, in dem heute auch viele Menschen aus dem Westen leben. Von ihrer Lehre her ist sie eine typische Vertreterin des Neohinduismus. Sie verbindet Karma-Yoga (den Weg der umfassenden Liebe), Bhakti-Yoga (Gottheiten-Yoga, Meister-Yoga) und spirituelles Üben (Singen, Meditieren) zu einem effektiven Yogaweg. Sie ist undogmatisch, humorvoll und betont die Einheit aller Religionen.

Nach Amma gibt es im Kosmos große erleuchtete Wesen (vollständig erleuchtete Seelen). Diese Wesen besitzen ein kosmisches Bewusstsein. Sie fühlen sich eins mit dem Kosmos (dem Licht). Und sie empfinden sich auch untereinander letztlich alle als eins. Wir können deshalb nach freier Wahl zu Gott oder zu den erleuchteten Meistern im Jenseits beten. Nach Amma fühlt sich bei einem Gebet immer eines dieser höheren Wesen angesprochen und reagiert. Oft wirken sie durch Symbole (Bücher, Bilder, Statuen). Als spirituell fortgeschrittener Mensch spürt man die Energiestrahlen, die aus den Statuen und Bildern der erleuchteten Meister kommen. Sie verwandelten sich dann zu innerer Kraft, Frieden, positiven Gedanken oder spirituellen Visionen (im Traum oder Wachbewusstsein).

Seit 1987 reist Amma jedes Jahr einmal um die ganze Welt. Sie gibt allen Menschen ihren Darshan. Ihre besondere spirituelle Methode besteht darin, die Menschen zu umarmen. Sie zeigt allen Menschen, dass sie geliebt werden. Sie bringt die Liebe erfahrbar in die Welt.

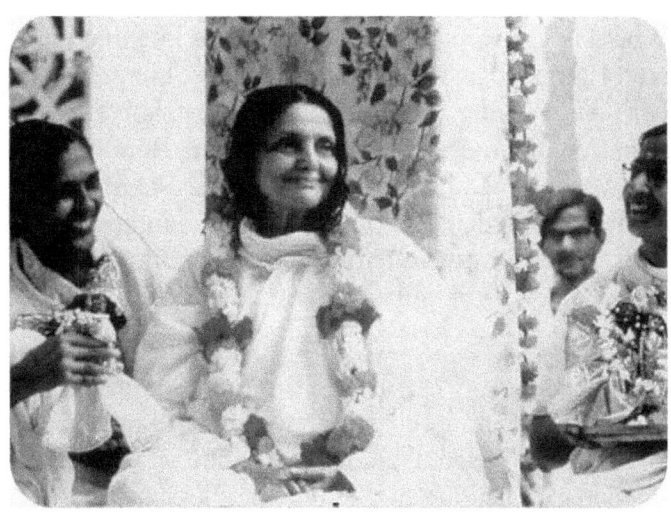

Sri Anandamayi Ma

Eine weitere große indische Heilige ist Anandamayi Ma.
Ananda bedeutet Glück. Anandamayi Ma ist die Mutter des
Glücks. Sie lebte von 1896 bis 1982 als Yogini in Indien. Sie
war eine schöne Frau. Sie konnte wunderbare Geschichten
erzählen und wunderschön singen. Sie tanzte gerne. Und sie
lehrte das Lachen: *"Wann immer ihr die Gelegenheit habt,
lacht so viel ihr könnt."*

Anandamayi Ma war eine große Meisterin des Hatha-Yoga. Sie
schenkte der Welt den Weg des umfassenden Hatha-Yoga. Der
umfassende Hatha-Yoga besteht aus Körperübungen, geistigen
Übungen, Meditation und dem Weg der umfassenden Liebe
(Karma-Yoga). Als junge Frau praktizierte Anandamayi Ma
nacheinander einige Jahre die Körperübungen des Yoga,
visualisierte verschiedene Gottheiten (Gottheiten-Yoga) und
lebte dann drei Jahre in großer Ruhe (Ruhe-Yoga, Raja-Yoga).
Danach erwachte das große innere Glück in ihr.

Ihre Körperstellungen (Asanas) übte Anandamayi Ma aus dem

Gefühl heraus. Sie praktizierte den Weg des kreativen und intuitiven Hatha-Yoga. Auch ihre geistigen Übungen machte sie kreativ und intuitiv. Sie übte jeweils die positiven Eigenschaften und die Vorbilder (Gottheiten, Buddhas), die sie in dem jeweiligen Moment gerade brauchte. Nacheinander flossen die verschiedensten Gottheiten durch ihren Geist. Sie visualisierte ihre Formen, identifizierte sich mit ihnen, dachte ihre Namen als Mantra und aktivierte dadurch die Kundalini-Energie in sich.

Nachdem Anandamayi Ma ihren Körper und ihren Geist mit spiritueller Energie aufgeladen hatte, verweilte sie drei Jahre in der großen Ruhe. Sie sprach kaum, handelte wenig und saß überwiegend einfach nur da. Sie brauchte jetzt keine Übungen mehr. Die erwachte Kundalini-Energie reinigte von alleine ihren Körper, ihren Geist und ihre ganze Seele. Sie brauchte jetzt einfach nur viel Ruhe. Sie musste verhindern, dass die Kundalini-Energie sich in äußeren Aktivitäten auslebte. Sie musste so ruhig leben, dass sich ihre Energie nach innen wendete und von alleine alle Verspannungen auflöste.

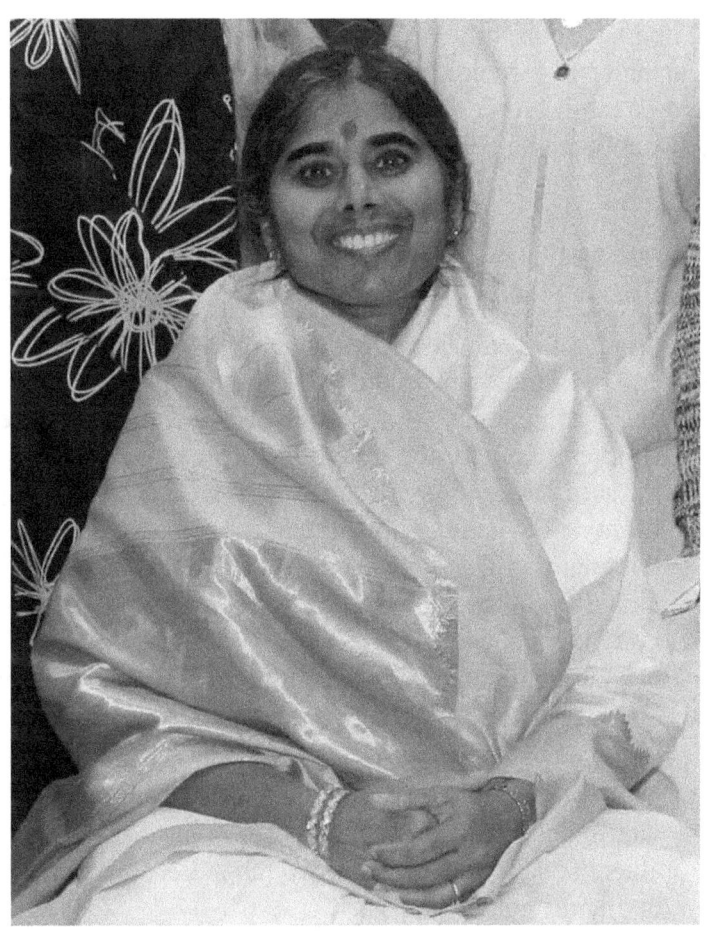

Mutter Meera

Mutter Meera ist eine in Deutschland lebende erleuchtete
Meisterin. Sie wurde am 26.12.1960 in Indien geboren und
heiratete 1982 einen Deutschen. Sie lebt heute in Thalheim in
der Nähe von Frankfurt. Am Wochenende gibt sie Satsang im
Schloss Balduinstein. Jeder kann sie dort besuchen und
kostenlos ihren Segen (Darshan) empfangen. Ihre genaue
Adresse kann man im Internet erfahren. Mutter Meera gibt

Licht und Segen in Stille als freies Geschenk an alle Menschen. Ihr Darshan ist kostenlos. Am Anfang kamen nur wenige Menschen zu ihr. Aber inzwischen ist sie zu einem Mittelpunkt der spirituellen Szene in Deutschland geworden.

Aussagen von Mutter Meera:

- "Auf dem Rücken des Menschen verläuft eine weiße Linie, von den Zehen bis zum Kopf. (…) sie weist hier und da Verknotungen auf, die göttliche Personen auflösen helfen. (…) Wenn ich euren Kopf halte, löse ich diese Knoten. Ich beseitige auch andere Hindernisse für eure Sadhana (spirituelle Praxis). (…) Erreicht die Linie den Scheitel, haben die Menschen den Paramatman-Darshan. Wenn die Linie über den Kopf hinausreicht, besteht eine ständige Verbindung mit Paramatman."
- "Es ist nicht nötig, zu mir hierher zu kommen; ich kann überall helfen." (Wichtig ist die geistige Verbindung durch ein Mantra, ein Gebet, eine Meditation.)
- "Ich nehme jeden an, der aufrichtig zu mir kommt."
- "Ich schaue in jeden Winkel eures Seins. Ich betrachte alles in euch, um zu sehen, wo ich helfen, wo ich heilen und Kraft geben kann."
- "Ihr dürft das materielle Leben genießen, doch bringt es dem Göttlichen dar." (Lebt die Freude als Teil des spirituellen Weges.)
- "Jede Religion hat ihre grundlegenden Bücher. Es ist hilfreich, diese Hauptwerke der Religionen zu lesen." –
- "Mein Werk (…) ist für die ganze Welt."
- "Wer zu mir zum Darshan kommt, empfängt, was immer er braucht."
- "Die Reise hat kein Ende. Die guten Eigenschaften des

Geistes können unendlich gesteigert werden."
- "Beten hilft stets."

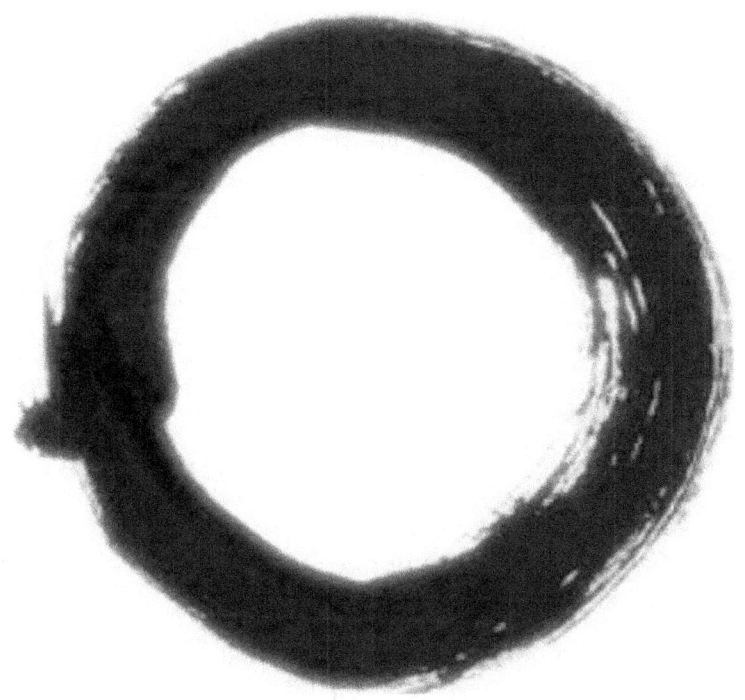

Erleuchtung

1. Erleuchtung entsteht, wenn die Verspannungen im Körper und im Geist aufgelöst werden.

2. Meditation und Gedankenarbeit sind die beiden Haupttechniken, um die inneren Verspannungen aufzulösen. Bei der Meditation gibt es verschiedene Techniken. Man kann mit Vorstellungen arbeiten. Positive Vorstellungen können innere Verspannungen und geistige Fehlhaltungen auflösen. Das Zentrum der Meditation ist aber die innere Ruhe. Dann tauchen alle gespeicherten Stresssituationen letztlich von

alleine auf und lösen sich auf.

3. Der erleuchtete Geist zeichnet sich durch innere Ruhe aus. Gott ist deshalb keine Vorstellung, sondern aus der inneren Ruhe entfaltet sich ein höheres Bewusstsein. Er kann ganzheitlich denken (ohne Ego vom Gesamtsystem her). Der Mensch sieht alle Dinge wie sie wirklich sind. Er sieht alles im Zusammenhang. Wo vorher der Mensch durch sein Ego auf sich fixiert war, denkt er nun egofrei und empfindet sich als eins mit dem Kosmos.

4. Wenn die Verspannungen im Menschen verschwinden, entsteht aus der tiefen inneren Ruhe ein tiefes inneres Glück. Der Mensch ist eins mit sich und der Welt. Er spürt Frieden, Glück, Kraft, Liebe und Klarheit in sich. Er hat eine höhere Wahrnehmung. Er kann plötzlich über die höheren Dimensionen im Kosmos denken. Die Raum-Zeit-Begrenzung ist aufgehoben. Er kann in die Vergangenheit und Zukunft spüren. Er kann Dinge an entfernten Orten sehen. Und er kann Gedanken und Energien übertragen.

5. Ein erleuchteter Mensch sieht Gott als Licht in der Welt. Er erkennt, dass es ein höheres Bewusstsein gibt, dass alles durchdringt und lenkt. Er ist mit diesem Bewusstsein (Licht) verbunden.

Was ist Erleuchtung?

Erleuchtung ist nicht beschreibbar. Damit Erleuchtung begreifbar wird, beschreibe ich sie als Stufenweg. Auf der ersten Stufe spürst du Frieden, Glück und Harmonie in dir. Du bist im Einklang mit dir und der Welt. Wenn die spirituelle Energie in dir zunimmt, gibt es einen Bewusstseinsumschwung. Du trittst ins erleuchtete Sein. Du verlierst dein Ego und deine Ich-Identität. Du wirst reines Bewusstsein und empfindest dich als alles. Du denkst von der

Einheit und nicht vom Ego her.

Das kann man nicht begreifen, wenn man immer nur vom Ego gedacht hat. Wenn du kein Ego mehr hast, erlangst du großen inneren Frieden. Dich berührt nicht mehr wirklich, was mit dir geschieht. Du nimmst dich nicht mehr wichtig. Und in dir entsteht eine grundlegende Positivität. Du denkst grundlegend positiv.

Aber auch dann kannst du dich noch weiter entwickeln. Du kannst deine Chakren öffnen und unermeßlich in den Gefühlen Gleichmut, Kraft, Glück und Liebe wachsen. Du kannst besondere Fähigkeiten entwickeln wie Allgegenwart. Du kannst dich mit anderen Menschen energetisch verbinden, sie heilen und ihnen Kraft schicken. Bis du eines Tages in der Lage bist allen Wesen optimal spirituell zu helfen und alle ins Licht zu bringen, die sich geistig mit dir verbinden.

Erleuchtung ist ein Glück besonderer Art. Ich bezeichne es als glückselige Energie. Diese Energie steht über den weltlichen Erfahrungen von Glück, Freude und Leid. Man kann voll glückseliger Energie sein und gleichzeitig auch in der Trauer oder im Mitgefühl. Man nimmt das weltliche Leid wahr und erhebt sich durch die Erleuchtungsenergie gleichzeitig über das Leid. Man nimmt weltliche Freude und Genuss wahr und steht gleichzeitig darüber. Ein Erleuchteter erfährt Regen und Sonne, aber er ist durch sein inneres Glück und seinen inneren Frieden relativ unabhängig davon. Man lebt im Schwerpunkt in einer höheren Dimension aus Licht.

Der Berg der Religionen

Es waren einmal fünf Menschen, die suchten Gott. Der eine Mensch war ein Atheist, der andere ein Christ, der dritte ein Yogi, der vierte ein Moslem und der fünfte ein Buddhist. Eines Tages kamen alle fünf Suchenden zu einem großen Berg. Am

Fuße des großen Berges trafen sie sich. Oben auf dem Berg strahlte ein helles Licht. Der Atheist sagte: "Das ist die Sonne." Der Christ erklärte: "Das ist Gott." Der Moslem gab dem Licht den Namen Allah. Der Buddhist hielt es für das Nirwana (Leere/Einheitsbewusstsein/Glück). Der Yogi nannte es Brahman (Urgrund, höhere Realität).

Die fünf Suchenden diskutierten lange über das Licht, das Glück und Gott. Der Atheist bestand darauf, dass es keinen Gott gibt. Der Buddhist glaubte nicht an einen persönlichen Gott. Dem widersprachen der Moslem und der Christ auf das Heftigste. Der Yogi überraschte seine Freunde mit der Feststellung: "Diese Frage kann ein unerleuchteter Mensch nicht klären. Erst müssen wir alle zur Erleuchtung kommen. Dann werden wir begreifen was Gott ist."

Die fünf Suchenden unterhielten sich lange über Gott. Sie lernten ihre gegenseitigen Standpunkte kennen. Das Gespräch war eine große Bereicherung für alle. Aber zu einem endgültigen Ergebnis konnten sie nicht kommen. Sie beschlossen deshalb, den Berg zu besteigen und das Licht genau zu untersuchen.

Aber sofort gab es Streit über den richtigen Weg zum Berggipfel. Es gab viele Wege, die den Berg hinauf führten. Welchen Weg sollten sie benutzen? Da sie sich nicht einigen konnten, stieg jeder auf seinem eigenen Weg den Berg hinauf.

Als alle auf dem Berggipfel angekommen waren, beschlossen sie gemeinsam in das große Mysterium einzutreten. Sie nahmen sich bei der Hand und gingen ins große Licht. Sie durchschritten eine große Dunkelheit (die innere Nichtswerdung, Egoauflösung) und befanden sich plötzlich in Gott (in der Transzendenz). Sie verweilten einige Zeit in Gott und kehrten dann wieder in die Welt der Materie (der Dualität) zurück. In Gott waren alle sprachlos gewesen. Aber jetzt begannen ihre Gedanken zu arbeiten. Aufgeregt berichteten sie sich gegenseitig von ihren Erfahrungen.

Der Yogi hatte Gott als Glück (Sat-Chit-Ananda, Ruhe-Einheitsbewusstsein-Glückseligkeit), der Christ als umfassende Liebe, der Buddhist als inneren Frieden (Unabhängigkeit von weltlichen Energien, Anhaftungslosigkeit), der Moslem als große Macht (Kraft) und der Atheist als höhere Wahrheit erfahren.

Der Moslem hatte das Wort "Allah", der Christ das Wort "Gott", der Buddhist den Begriff "Erleuchtung", der Yogi "Sat-Chit-Ananda" und der Atheist "Kosmos" (Transzendenz, Einheitsbewusstsein) erhalten. Wenn sie an ihr jeweiliges Wort dachten, konnten sie sich damit sofort wieder in das Licht hineinbegeben. Das Wort war ihr persönlicher Schlüssel zum Eintritt in das große Mysterium. Wer einmal Gott kennengelernt hat, kann sich mit der Kraft der Erinnerung und seinem persönlichen Mantra immer wieder in den Zustand der Erleuchtung versetzen.

Jeder der Suchenden hielt sein Wort für das Größte. Sie stritten sich über ihre Gebetsformeln und konnten sich auf der verbalen Ebene nicht einigen. Deshalb beschlossen sie, ihre Auseinandersetzungen zu beenden und sich lieber auf das spirituelle Üben zu konzentrieren. Sie lebten viele Jahre nebeneinander auf dem Berggipfel. Sie lasen in ihren heiligen Schriften, meditierten viel, pilgerten jeden Tag um den Berggipfel und trafen sich einmal in der Woche zu einer gemeinsamen Feier.Irgendwann gelangten alle in das dauerhafte Licht. Und das große Licht verwandelte sie. Sie sahen das Licht in allen Wesen und in allen Dingen auf der Welt. Sie erkannten, dass sie alle Brüder und Schwestern sind.

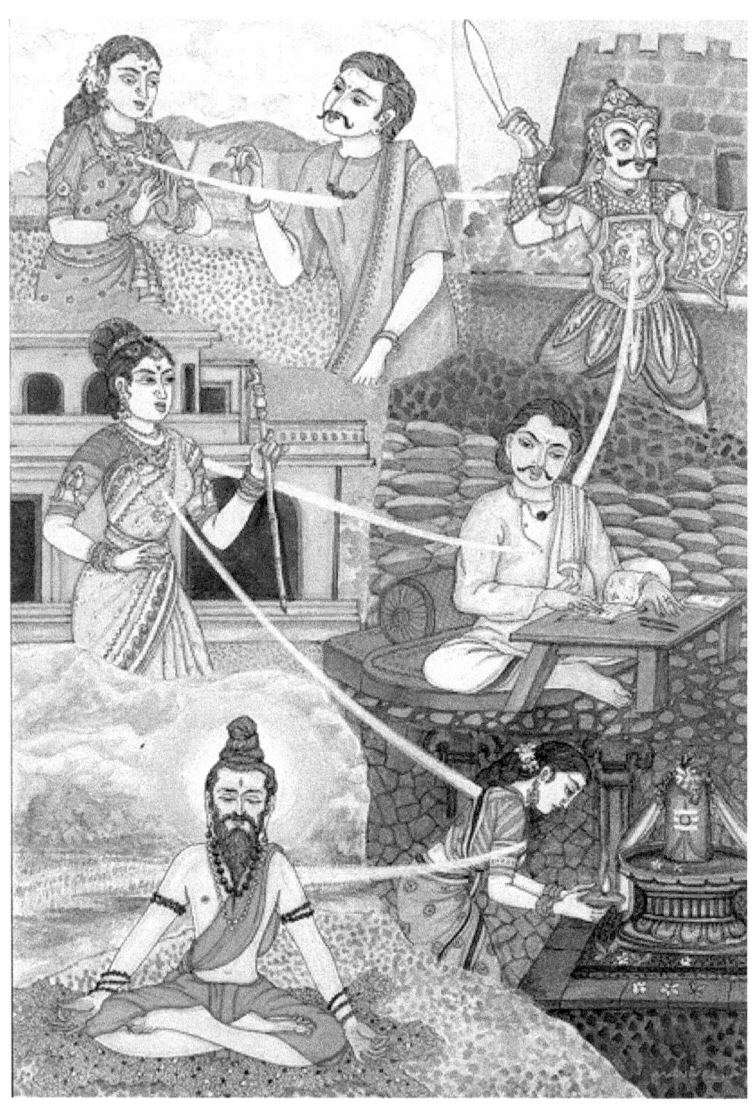

Reinkarnation

Wikipedia: Nach hinduistischer Vorstellung ist der Mensch in seinem innersten Wesen eine unsterbliche Seele (Atman), die sich nach dem Tode des Körpers in einem neu in Erscheinung tretenden Wesen – einem Menschen, einem Tier oder auch einem Gott (Deva) – wieder verkörpert. In welcher Art von Wesen das Individuum wiedergeboren wird, hängt von den Taten in vorherigen Existenzen ab, woraus sein Karma resultiert. „Wie einer handelt, wie einer wandelt, ein solcher wird er. Aus guter Handlung entsteht Gutes, aus schlechter Handlung entsteht Schlechtes", lehren die Upanishaden.

Das Ziel des Hindu besteht darin, den ewigen und mit ständigen Leiderfahrungen verbundenen Kreislauf von Werden und Vergehen (Samsara) zu überwinden. Die Tradition kennt drei klassische Wege, durch die Erlösung erlangt werden kann: den Weg des Wissens (Jnana Yoga), den Weg der Tat (Karma-Yoga) und den Weg der Gottesliebe (Bhakti-Yoga). Viele Denker (etwa Vivekananda) zählen noch einen vierten Weg dazu, Raja Yoga, den „Königsyoga", der mit speziellen Yogaübungen und Meditation verbunden ist.

Nils:

Ich kenne meine früheren Leben. Ich kann in der Meditation dort hinspüren. Sie sind mir desweiteren im Laufe meines spirituellen Reinigungsprozesses in Form von Träumen und Visionen erschienen. Viele Leben war ich ein Tier und dann habe ich viele Leben als Mensch verbracht. Meistens sah ich in meinen Erinnerungen Sterbesituationen. Sie hatten sich meinem Bewusstsein besonders eingeprägt. Einige Male gab es Erinnerungen an frühere Geburten und an für mich wichtige Lebenserfahrungen.

Von daher kann ich sagen, dass das Bewusstsein weiterlebt. Das Bewusstsein besteht aus Gedanken, Gefühlen,

Erinnerungen und vor allem aus charakterlichen Tendenzen. Ich habe in früheren Leben bestimmte Eigenschaften entwickelt, die ich heute spürbar noch besitze.

Was das Bewusstsein genau ist, ist wissenschaftlich noch nicht ausreichend geklärt. Man kann es als Seele bezeichnen. Man kann es auch als Gedankenschwingung begreifen, die in einer höheren Dimension weiterexistiert. Nach meiner Erfahrung lebt das Ego nicht weiter. In jedem Leben bildete sich bei mir ein neues Ich-Gefühl. Die früheren Nilse waren für mich andere Personen, die aber geistig mit mir verbunden sind.

Im nächsten Leben werde ich also wieder ein neuer Mensch sein. Aber ich habe jetzt Verantwortung für diesen neuen Menschen, weil ich jetzt bestimme, welche Eigenschaften und welches Karma er haben wird. Ich bestimme durch mein jetziges Verhalten, ob ich im nächsten Leben glücklich oder unglücklich sein werden, ob ich im nächsten Leben erleuchtet sein werde oder nicht, ob ich nur für mich selbst oder für das Glück aller Wesen leben werde.

In meinen früheren Leben erkenne ich eine beständige Suche nach dem Glück. Ich wurde von Leben zu Leben als ein größeres und stärkeres Tier geboren, weil ich mir davon größeres Glück versprach. Als Mensch machte ich verschiedene Erfahrungen, die mich letztlich dazu brachten, dass Glück in der Erleuchtung zu suchen. Und in der Liebe zu allen Wesen.

Der tiefere Lebenssinn ist die Erleuchtung, das Leben im Licht (in Gott), die spirituelle Selbstverwirklichung. Richte dein

Leben im Schwerpunkt danach aus und alles andere wird sich ergeben. So ist es bei mir. Ich glaube, dass alle Menschen auf ihrem spirituellen Weg geführt werden, wenn sie sich jeden Tag mit ihrem spirituellen Vorbild (Buddha, Jesus, Shiva, Ganesha, Lakshmi, Durga, Sarasvati), den erleuchteten Meistern oder Gott (dem Licht, der Liebe, der Stimme der eigenen Weisheit) verbinden.

Wir können auf unser Vorbild meditieren, zu unserem erleuchteten Meister beten oder uns durch spirituelle Übungen immer wieder ins Licht bringen. Wir können unser spirituelles Vorbild als Gegenüber sehen oder uns mit ihm identifizieren. Om Namah Shivaya (Ich bete zu Shiva). Shivo Ham (Ich bin Shiva). Om Shri Durga, Sarasvati, Lakshmi Namaha. Ich bin Durga, Sarasvati, Lakshmi. Ich sehe mich als Göttin und erwecke dadurch die Energie der Göttin in mir. Ich denke wie eine Göttin und handel wie eine Göttin. So werde ich eine Göttin.

Wir sollten uns jeden Tag mindestens fünf Minuten mit dem Yogaweg beschäftigen und unseren Geist immer wieder auf unser spirituelles Ziel ausrichten. Wir können morgens oder abends ein kleines Ritual (Puja) durchführen, durch das wir immer wieder in ein spirituelles Bewusstsein kommen. Und wir sollten bei unserem Tod ein Manta (Om, Name des erleuchteten Meisters oder des spirituellen Vorbildes) denken und so ins Licht aufsteigen. Und eine gute Wiedergeburt im nächsten Leben erlangen.

Wir setzen uns in den Meditationssitz vor unserem Hausaltar, auf dem sich eine Statue oder ein Bild unseres spirituellen Vorbildes (Buddha, Jesus, Shiva, Ganesha, eine Göttin) befindet. Wir zünden eine Kerze und ein Räucherstäbchen an. Wir sprechen oder denken: "Om Shiva (Buddha, Jesus, Ganesha, Göttin). Om alle erleuchteten Meister. Om innere Weisheit. Ich bitte um Führung und Hilfe auf meinem Weg. Mögen alle Wesen glücklich sein. Möge es eine glückliche Welt geben."

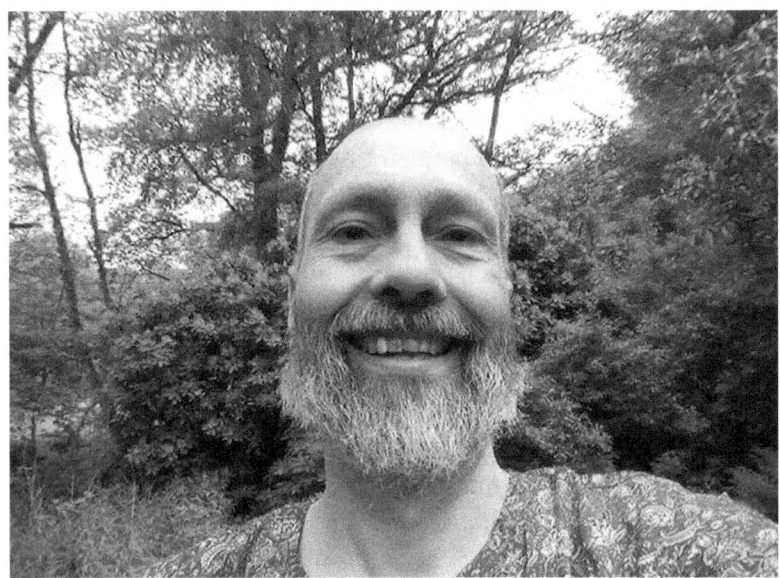

Interview

Interview einer Psychologie-Studentin: Nils wurde 1952 geboren und lebt seit 1988 als Einsiedler in einem kleinen, sehr einfachen Haus am Rande von Hamburg. Nachdem er seine berufliche Laufbahn zunächst als Rechtsanwalt begonnen hatte, fing er im Alter von 30 Jahren an, sich intensiv mit dem Thema "Glück" zu befassen. Er machte verschiedene Ausbildungen und lehrt heute das "Positive Denken" und "Yoga". Von Nils berichtete mir eine Freundin, die bei ihm einen Yoga-Kurs an der Volkshochschule besucht hatte. Meine Freundin erzählte mir, dass sich Nils intensiv mit dem Thema "Glück und Zufriedenheit" beschäftigte, und sie brachte mir ein Buch von ihm mit. Nachdem ich es gelesen hatte, wußte ich, dass mir Nils einiges zu meinem Thema "Innerer Friede" berichten konnte. So rief ich ihn an, erzählte ihm von meinem Anliegen, und Nils lud mich zu einem Gespräch zu sich nach Hause ein.

Das Gespräch mit Nils fand abends statt und dauerte ungefähr zweieinhalb Stunden. Die Atmosphäre zwischen uns beiden erlebte ich von Anfang an als sehr herzlich, offen und vertrauensvoll. Da Nils keine Heizung sondern nur einen kleinen Ofen besaß und es in seinem Zimmer noch recht kühl war, wickelte er mich in seine eigene Kinderdecke aus früheren Tagen und bat mich, es mir gemütlich zu machen. So fühlte ich mich gleich geborgen und freute mich auch sehr, als er mir kurz darauf noch drei kleine Gastgeschenke überreichte: Einen Schokoladenmaikäfer – sein persönliches Glückssymbol, da er im Mai geboren ist – sowie zwei Bücher von ihm. Nachdem Nils ein wenig über den Inhalt dieser Bücher gesprochen hatte, berichtete ich ihm von der "Methode des persönlichen Gespräches" und stellte meine Einstiegsfrage.

Nils begann dann, nach einer längeren Zeit des Nachdenkens, ausführlich und spannend von seinen Erfahrungen zum inneren Frieden zu berichten. Da er von sich aus viel zu erzählen wußte, habe ich ihn während des Gespräches in erster Linie in seinen Ausführungen begleitet und nur vereinzelt Fragen an ihn gerichtet. Nils und ich haben oft miteinander gelacht, da Nils einige Themen sehr humorvoll darstellen und dabei auch über sich selber scherzen konnte.

Am Anfang des Gespräches bat ich Nils, sich einen Moment Zeit zu nehmen und nachzuspüren, welche Bilder oder

Gedanken ihm kamen, wenn er über den inneren Frieden nachdachte. Nils berichtete dann zunächst von seinem Eindruck, erst auf dem Weg zum inneren Frieden zu sein, aber doch schon sein Leben so zu leben, wie es für ihn persönlich richtig sei: "Mit meinem inneren Frieden ist das nicht so groß. Ich arbeite dran. Man könnte sagen, ich lebe meine Wahrheit, und das gibt mir das Gefühl von innerem Frieden." Nils berichtete dann, dass für ihn persönlich das Problem Angst bedeutsam sei: "Ich hatte als Kind eine sehr strenge Mutter und habe deshalb viele Ängste. Ich bin ein ängstlicher Mensch. Ich habe eine ängstliche Psyche. Ein wichtiges Thema ist deshalb für mich immer gewesen, wie ich mit diesen Ängsten umgehen kann. Wie schaffe ich das? Ich habe festgestellt, dass die Ängste ein Teil meiner Persönlichkeit sind und meine Aufgabe darin besteht, das zu akzeptieren."

Nils hat zwei Methoden gefunden, die ihm helfen, mit seinen Ängsten zurecht zu kommen. Er kann sie durch spezielle Techniken bewältigen: "Ich habe alles Mögliche probiert. Mein Hauptweg ist es, sie zu managen, mit Hilfe des Yoga und des Positiven Denkens." Nils glaubt, dass die Menschen generell mit ihren "negativen Eigenschaften" leben müssen, ihnen spirituelle Methoden jedoch helfen können: "Manche Leute neigen zu Ängsten, manche haben eine Wuttendenz. Grundsätzlich muss man damit leben, aber man kann seine negativen Eigenschaften mit psychischen Techniken managen und durch den spirituellen Weg langfristig auflösen. Man kann sich durch Yoga und Meditation auf eine andere Bewusstseinsebene erheben. "

Hierzu erzählte Nils die Geschichte vom Heiligen Nikolaus: "Der Heilige Nikolaus war ein christlicher Yogi, der so um 400 in der Türkei gelebt hat. Die Christen der Stadt Myra wählten ihn zu ihrem Bischof. Der Heilige Nikolaus war ein ängstlicher Mensch. Auch als er Bischof war, klagte er immer wieder darüber, dass er ständig von seinen Ängsten heimgesucht wurde. Aber eines Tages hat ihn Gott von seinen Ängsten befreit. Der Heilige Nikolaus saß an seinem Tisch und übergab Gott im Gebet seine Ängste. Er übte sich in der Gottüberlassenheit. Er opferte dem Kosmos seinen Eigenwillen. Plötzlich machte es "Zisch", und die Ängste waren weg." Nils ist sehr glücklich, dass es für einen Menschen möglich ist, von seinen Ängsten befreit zu werden. "Es ist sehr erfreulich, dass er seine Ängste überwinden konnte. Wenn er seine Ängste durch den spirituellen Weg auflösen konnte, warum sollte ich es nicht auch tun können? Der Heilige Nikolaus ist ja schließlich mein Namensvetter. Nils ist eine Abkürzung für Nikolaus. Das "Heilige" fehlt mir zwar noch (wir beide lachen), aber den Nikolaus habe ich schon."

Nils erzählte mir bereits vor unserem Gespräch am Telefon, dass innerer Friede für ihn gleichzusetzen sei mit Erleuchtung. Er kam nun darauf zu sprechen, was dieses genau für ihn bedeutete: "Erleuchtung lässt sich ganz einfach erklären. Der Mensch hat in sich Verspannungen, im Körper und auch in der Seele. Und letztendlich ist Ängstlichkeit auch eine Form von Verspannung. Irgendwann ist sie einmal durch viele Angsterlebnisse entstanden. Erleuchtung bedeutet jetzt nichts anderes, als dass man durch bestimmte Übungen die Verspannungen auflöst. Und dann sind sie eines Tages weg. " Ohne Verspannungen – so Nils – entsteht im Körper ein großes Wohlbefinden. "Wenn sich diese Verspannungen aufgelöst haben, ist der Körper frei von Verspannungen. Dann entsteht im Körper und auch in der Seele ein tiefes Wohlgefühl. Das heißt, man fühlt sich plötzlich wohl."

Neben diesem Gefühl von innerem Wohlbehagen ist auch ein tiefer, friedvoller Zustand erlebbar. "Das ist nicht nur einfach Wohlgefühl, sondern man fühlt sich wohl mit sich, in sich. Und die Essenz, könnte man sagen, ist der innere Frieden. Innerer Friede auf einer ganz tiefen Ebene. Das heißt, (Nils atmet tief durch) die Ängste sind alle weg. Das ist faszinierend, man denkt, eben war ich noch ängstlich, und dann sind sie alle weg." Nils erzählte hierzu von einer Situation, in der sich während eines Spazierganges seine Verspannungen gelöst hatten. So konnte er – frei von allen Unzufriedenheiten – in eine andere Bewusstseinsebene gelangen und wirklichen Frieden in sich spüren. "Das war gestern so schön. Ich gehe jeden Tag zweimal eine Stunde spazieren und meditiere dabei. Plötzlich dachte ich: "Ach, dieses Scheißleben. Jetzt lebst du hier schon so lange allein als Yogi. Das ist so schrecklich. Du magst überhaupt nicht allein leben. Du würdest viel lieber mit einer Frau zusammen leben. Der spirituelle Weg ist völlig sinnlos. Kannst du nicht mal normal sein?" "Ich war sehr unzufrieden mit mir. Ich fand mein Leben schrecklich. Dann ging ich weiter. Und plötzlich machte es "Plopp". Plötzlich lösten sich viele Verspannungen. Und ich dachte: "Was ist denn nun? Völliger Frieden ist in mir. Alles ist so nett. Wie ist das schön hier. Die armen anderen Menschen, die leben alle falsch." (Wir beide lachen). Das war wirklich spannend. Durch meine Übungen habe ich erfahren, dass die Verspannungen aufgelöst werden können. Dann verändert sich der Bewusstseinszustand. Man kommt in eine andere Bewusstseinsebene. Ich empfand wirklich nur Frieden und Wohlgefühl mit mir. Ich war mit mir und der Welt zufrieden. So ungefähr funktioniert die Erleuchtung."

Oft entsteht vor dem Bewusstseinswandel eine sogenannte Unlustphase, die auch Nils auf seinem Spaziergang deutlich wahrnehmen konnte. Er sagte, dass es sehr wichtig sei, diese Unlustgefühle durchzustehen, damit sich die Verspannungen wirklich lösen können. "Das ist typisch für den spirituellen Weg. Wenn sich Verspannungen auflösen, entsteht vorher eine Unlustphase. Das heißt, man ist massiv unzufrieden mit sich, mit der Welt und auch mit dem spirituellen Weg. Da muss man durchgehen. Wenn man nicht durchgeht, lösen sich die Verspannungen nicht, und man kommt nicht zum inneren

Wohlgefühl."

Nils beschrieb noch einmal, wie er selber auf seinem Spaziergang durch diese Phase hindurch gegangen und zu seinem inneren Frieden durchgestoßen war: "Die Unlustphase gestern war sehr massiv. Ich wäre am liebsten geflüchtet. Aber ich machte meinen Spaziergang. Ich konnte ja nicht rückwärts gehen. Das ging nicht. Ich musste vorwärts gehen. Ich kenne das Prinzip. Das ist auf dem Yogiweg normal. Ich wußte, es sind noch zehn Schritte, dann bist du durch diese Phase durch. Dann bist du in einem anderen Bewusstseinszustand. Und so war es auch: Tapp, tapp, tapp. Zehn Schritte. Flopp, weg war es. (Nils atmet tief durch) Ah, es war herrlich, diesen inneren Frieden zu spüren."

"Meine Erfahrung ist, dass sich in der Erleuchtung die Angst aufhebt. Das ist für mich faszinierend. Meistens war ich in diesen Erleuchtungserlebnissen ein bis zwei Stunden. In dieser Zeit hatte ich wirklich keine Ängste mehr. Vorher habe ich mir viele Sorgen gemacht. Ich hatte Angst vor dem Tod und vor der Einsamkeit. Ich dachte, dass ich alleine nicht glücklich sein kann. Dann trat ich in den Erleuchtungszustand ein und alles war plötzlich okay. "Einsamkeit? Es ist doch schön hier!" (Wir lachen). "Ich kann es also wirklich bestätigen, dass der Mensch normalerweise mit seinen seelischen Tendenzen leben muss, sie aber in der Erleuchtung aufgehoben sind. Das heißt, man lebt als Erleuchteter in einem Zustand von tiefem Glück. Innerer Friede und inneres Glück sind zwei Dinge, die im Bewusstsein zusammengehören."

Nils erzählte weiter, daß es vieler Jahre Übung bedarf, um an die eigenen Verspannungen heranzukommen. Wenn sich diese dann gelöst haben, stellt sich auch nicht sofort eine dauerhafte Erleuchtung ein. "Bei diesem Weg der Erleuchtung ist es normalerweise so, dass man viele Jahre übt. Und dann kommt man irgendwann an den Kernpunkt seiner Psyche ran. Das heißt, man kommt an tiefe Verspannungsschichten heran. Wenn sich diese Verspannungsschichten aufösen, entsteht Erleuchtung. Dann ist es aber auch nicht so, dass man jetzt dauerhaft erleuchtet ist, sondern es gibt Phasen, wo man wieder reinkommt. Und es gibt Phasen, wo man wieder aus der Erleuchtung herausfällt. Es ist ein sehr langer Weg, bis man dauerhaft erleuchtet ist."

Zur Zeit befindet sich Nils in einer Reinigungsphase, in der sich viele Verspanungen ganz von alleine lösen. "Wenn man beständig seine spirituellen Übungen macht, kommt man irgendwann an den Punkt, wo die ganze verspannte Psyche in sich zusammenbricht. Dann entsteht soviel Energie im Körper, dass sich alles von allein löst. In dieser Phase hin ich jetzt."

Nils begann an dieser Stelle den Weg zu beschreiben, der ihn an seine eigenen Grundverspannungen herangeführt hat. Ich möchte diese Schilderungen im folgenden gerne ungekürzt wiedergeben, weil ich sie sehr spannend und interessant finde. "Ich habe Jura studiert und hatte während des zweiten Examens starke Ängste. Danach bin ich in eine tiefe Depression geraten. In dieser depressiven Phase ging es mir wirklich schlecht. Ich habe Tabletten genommen, um meine Depression zu überwinden und um schlafen zu können. Nach einigen Wochen war ich tablettenabhängig. Die Tabletten haben nicht mehr viel genützt, aber ohne Tabletten ging es mir noch schlechter."

"Ich wollte meine Tablettenabhängigkeit überwinden. Ich habe die Tabletten nicht mehr genommen. Aber dann konnte ich nicht schlafen. Ich wollte aber schlafen, weil ich sonst den ganzen nächsten Tag müde gewesen wäre und mich schlecht gefühlt hätte. Dieser Wunsch zu schlafen hat mich stark verspannt und mich letztlich am Einschlafen gehindert. Ich habe mir deshalb gesagt: "Ich nehme die Situation einfach an. Ich akzeptiere es, wenn ich nicht schlafen kann. Ich übe mich in der Bescheidenheit. Ich lebe einfach das Leben, wie es ist.

Wenn du nicht schlafen kannst und wenn es dir schlecht geht, dann geht es dir eben schlecht." "Ich habe es konsequent geübt, mich nicht durch meine Gedanken zu verspannen. Es war ein großes Ringen in mir. Das ging über Wochen. Und dann kam ich plötzlich an den Punkt, da trat auf einer tiefen Ebene ein starkes Unlustgefühl auf. Ich wollte die Gedankenarbeit nicht mehr. Da habe ich mir in meine Erinnerung gerufen, dass ich meine Depression überwinden wollte. Es wühlte eine Woche stark in mir, und dann brach plötzlich der tiefe Verspannungskern in mir auf, es machte "Plopp", und ich war alle Ängste los. Ich war zur Erleuchtung durchgebrochen. Ich hatte kein Ich-Bewusstsein mehr. Ich habe mich nicht mehr mit mir identifiziert. Es war alles ganz friedlich. Ich war alles. Ich war der Kosmos. Nach einer Woche hatte ich aber wieder ein neues Ich." Im Nachhinein bewertet Nils dieses Erlebnis als unvollständige Erleuchtung. "Wenn ich das jetzt rückblickend betrachte, würde ich sagen, ich hatte noch zu viele Verspannungen in mir. Deshalb konnte sich noch kein großes inneres Glück entwickeln. Die zweite Seite des inneren Friedens, das große innere Glück fehlte mir noch. Es war nur ein halbfertiger Erleuchtungszustand. Aber immerhin habe ich es geschafft, dadurch, dass ich konsequent an meiner Leidablehnung gearbeitet habe, meinen tiefen Verspannungskern aufzulösen und zum inneren Frieden zu gelangen."

Nils sieht es auf dem Weg zur Erleuchtung als die größte Schwierigkeit an, zu dem eigenen tiefen Problemkern vorzustoßen. Ihn selber hat sein sehnlicher Wunsch, seine Depression loszuwerden, veranlasst, an seinem Innersten zu arbeiten. "Bei mir war das so. Ich hatte eine Depression. Ich wollte sie wirklich loswerden. Das hat mich dazu gebracht, konsequent durch meine inneren Widerstände hindurch zu gehen. Danach konnte ich durch meine spirituellen Übungen immer wieder leicht an diese tiefen Bewusstseinsebenen herankommen."

Nils erzählte auch von seinem zweiten Erleuchtungserlebnis drei Jahre später, bei dem die Kundalini-Energie in seinem Körper aktiviert wurde. "Drei Jahre später habe ich ein Wochenendseminar bei dem taoistischen Meister Mantak Chia gemacht. Das hat in mir viel gereinigt. Und dann lag ich einige Monate später morgens im Bett und meditierte. Plötzlich stieg in mir aus dem Becken die Kundalini-Energie hoch, bis in die Mitte des Kopfes. " (Erklärung zur Kundalini-Energie aus Nils "Yoga-Buch": "Die Kundalini-Energie ist, nach dem indischen Yoga, der stärkste Energiestrom im menschlichen Körper. Wenn diese Energie das Scheitelchakra erreicht, entsteht das Gefühl der Vereinigung des Menschen mit dem Kosmos, und ein großes Glück ist wahrnehmbar."). Nils erklärte, dass es das Ziel im indischen Yoga sei, diese Energie im Scheitelchakra zu aktivieren. Ihm selber ist dies bislang nur ein einziges Mal geschehen. "Da hatte ich die Erleuchtung auf der tiefsten Ebene. Das kann ich beschreiben als das Gefühl, in einer umfassenden Liebe zu sein. Alles ist Liebe. Es gibt dich nicht mehr. Du löst dich in dieser Liebe auf." "Dazu kam das Gefühl von innerem Frieden. Aus meiner Kindheit, weil ich ja diese strenge Mutter hatte, die immer an mir herumgemeckert hat, hatte ich das Gefühl von mir, ich bin nicht richtig, so wie ich hin. Als ich dann in diesem Zustand der tiefen Erleuchtung war, (Nils erzählt sehr befreit und losgelöst) da erkannte ich plötzlich, dass ich genau so richtig bin, wie ich bin! Ich bin nicht falsch, sondern ich bin richtig. Das war eine tiefe Befreiung."

Nils fasst noch einmal seine zwei intensivsten Erieuchtungserlebnisse zusammen. "Das erste, nach der Depression, wo ich in ein kosmisches Bewusstsein kam. Und das zweite, wo sich meine Kundalini-Energie entfaltet hat und wo ich den Zielzustand erlebt habe." Nils berichtete von den Methoden, durch die man innerlich wachsen und zur

Erleuchtung gelangen kann. Er erzählte zunächst vom Zen-Weg, der schnellsten, aber seiner Meinung nach auch sehr schwierigen Methode, um erleuchtet zu werden. "Was sind für mich die zentralen Methoden? Sai Baba (ein indischer Meister) lehrt als Kernmethode, sich einfach hinzusetzen und nicht zu denken. Das ist der reine Zen-Buddhismus. Es gibt ein Buch, in dem Sai Baba diese Methode einem seiner deutschen Anhänger gezeigt hat. Der Mann war sehr stark und spirituell sehr fortgeschritten. Er hat sich drei Jahre einfach nur an einem ruhigen Ort hingesetzt und meditiert. Er hat die Gedankenstopp-Technik praktiziert. Er hat drei Jahre lang konsequent nicht gedacht. Wenn Gedanken auftauchten, hat er sie wieder losgelassen. Dadurch lösten sich alle inneren Verspannungen. Das Ganze war für ihn ein sehr intensiver innerer Arbeitsprozeß. Nach drei Jahren war er erleuchtet. Das ist der ganz schnelle, ganz radikale, ganz brutale Weg. Setz dich einfach hin und denke so lange nicht, bis du erleuchtet bist."

Nils praktiziert dagegen einen sanften Reinigungsweg. "Mein spiritueller Weg besteht darin, dass ich meine Verspannungen durch die fünf Techniken Liegen, Lesen, Gehen, Gutes tun (etwas arbeiten) und Lebensfreude (das Leben auch etwas genießen) auflöse. Es ist klar, man entspannt sich, wenn man im Bett liegt und meditiert. Man löst Verspannungen, wenn man positive Bücher liest. Auch beim Spazierengehen lösen sich Verspannungen. Wenn man positiv denkt, lebt und arbeitet, lösen sich Verspannungen. Und wenn man im richtigen Maß die Freude lebt, tut das auch der Seele gut."

Bei diesem Weg achtet Nils genau auf sein inneres Gespür, das ihm mitteilt, welche der Methoden er gerade anwenden soll. "Wenn ich das Gefühl habe, ich sollte spazieren gehen, weil das mir jetzt gut tut, dann tue ich das. Wenn ich das Gefühl habe, ich sollte mich ins Bett legen, weil das jetzt meine Verspannungen löst, tue ich das. Ich gehe zweimal am Tag eine

Stunde spazieren. Ich meditiere dreimal am Tag. Aber nur im Bett liegen und spazierengehen, das wäre mir doch ein bisschen wenig (wir lachen). Deswegen lese ich außerdem in meinen spirituellen Büchern und arbeite jeden Tag drei bis vier Stunden. Und zwischendurch genieße ich das Leben auch etwas. Ich esse schöne Dinge, höre schöne Musik, sehe etwas fern und surfe im Internet." "Ich bin nur ein kleiner schwacher Yogi. Ich habe viele innere Verspannungen. Ich brauche einen spirituellen Weg, den ich lange durchhalten kann. Gleichzeitig soll mein spiritueller Weg aber auch effektiv sein und mich möglichst noch in diesem Leben zum Ziel bringen. Einen Weg mit etwas Freude, etwas Kontakt und einer sinnvollen Arbeit kann man lange durchhalten. Mein Yoga-Meister Swami Shivananda lehrte den Weg der kleinen Schritte: `Meditiere etwas, arbeite etwas, habe etwas Geselligkeit, mache etwas Yoga, treibe etwas Sport, iss etwas und singe etwas. Lebe an einem Ort der Ruhe, übe nach einem spirituellen Tagesplan und arbeite für das Ziel einer glücklichen Welt. Bete jeden Tag zu den erleuchteten Meistern, und dein Leben wird gesegnet sein.` Das alles tue ich. Mein Weg ist nach meinem Gefühl für mich genau richtig so."

Nach einer kleinen Pause wendete ich mich an dieser Stelle des Gespräches noch einmal einem Punkt zu, den Nils bereits am Anfang des Gespräches erwähnt hatte. Er erzählte dort von den Energien anderer Menschen, die er heute so gut spüren kann. Ich fragte ihn nun, ob er mir darüber und allgemein über seine Beziehung zu anderen Menschen noch ein wenig ausführlicher berichten möchte. Nils berichtete daraufhin zunächst von seinem Wunsch nach einer glücklichen Welt. Er hatte sich bereits als Jugendlicher in der Politik engagiert und für soziale Werte eingesetzt. Diese Aktivitäten sieht Nils heute als Grundlage für sein Verantwortungsgefühl gegenüber seinen Mitmenschen. "Es war wirklich mein Wunsch, eine glückliche Welt zu schaffen und für Gerechtigkeit und Frieden einzutreten. Ich habe zehn Jahre lang intensiv in der Politik gearbeitet. Das hat mir ein Bewusstsein für die universelle Verantwortung gegeben."

Im Gegensatz zu früher kann Nils heute die Energie zwischen sich und seinen Mitmenschen besser fühlen, so dass ihm der Umgang mit anderen leichter fällt. "Früher war ich etwas dogmatisch (wir lachen), da hatte ich Schwierigkeiten, mit anderen Menschen mitzufühlen und tappte öfter ins Fettnäpfchen. Ich habe Frauen gegenüber Dinge gesagt, die sie verletzt haben, ohne das zu wollen. Ich hatte einfach kein Gespür für andere Menschen. Das war sehr schwierig. Dadurch, dass ich jetzt Energie spüre, ist es leichter für mich."

Nils hat ein größeres Bewusstsein für falsche, verletzende Äußerungen. Dennoch fehlt ihm auch heute noch manchmal das Feingefühl im Kontakt mit anderen. Allerdings werden ihm falsche Bemerkungen seinerseits nun sofort bewusst, und er kann sich schnell korrigieren. Er erzählte hierzu von einer Situation, wie sie ihm in einem seiner Kurse an der Volkshochschule widerfahren war. "Am Montag, in der Yoga-Gruppe, da fing eine Frau an, über den zu kleinen Raum zu meckern. Da habe ich gesagt: 'Du, wir sind in einem Positiv-denken-Kurs!' Das war witzig von mir gemeint. Die ganze Gruppe hat gelacht, aber sie hat es verletzt. Ich habe sofort gemerkt, und das hätte ich früher nie getan, das war zu hart für sie. Sie hat dann 1 1/4 Stunden gebraucht, um es zu verarbeiten. Und erst bei der Meditation nachher, da löste es sich. Ein Gedanke des Verzeihens schwebte durch den Raum und kam bei mir an. Ich mache auch schon mal Fehler, aber ich kriege sie immer mit. Ich kriege es häufig gleich mit, wenn ich etwas zu hart sage, dann kann ich mich korrigieren oder bremsen. Von daher ist das Energiegespür sehr hilfreich."

Auch zu Tieren kann Nils eine intensive Gefühlsebene aufbauen. Er erzählte von der Begegnung mit einem Reh, bei

dem er ganz viel Liebe zwischen sich und dem Tier spüren
konnte. "Ich spüre nicht nur die Menschen, sondern auch die
Tiere. So ging ich eines Abends spazieren. Da standen Rehe auf
der Wiese. Sie überlegten, ob sie flüchten sollten oder nicht.
Ein Mutterreh, das hatte ganz viel Liebe in sich. Es betrachtete
mich mit Liebe. Es rannte nicht weg. Vielleicht war es das Reh,
das in der Nähe meines Hauses lebt und dort jedes Jahr seine
Kinder großzieht. Ich spürte eine starke Verbindung von
Herzchakra zu Herzchakra. Das Reh stand einfach nur da und
sah mich voller Liebe an. Ich habe dann einige liebe Worte zu
ihm gesagt. Ja, das war irre. Ich habe die Möglichkeit, auf einer
ganz tiefen Ebene Kontakt zu Tieren aufzunehmen, weil ich sie
energetisch spüren kann. Und ich denke, sie spüren mich
auch."

Am Ende unseres Gespräches fragte ich Nils, ob er noch etwas
Wichtiges sagen mochte. Er berichtete daraufhin, dass Ruhe,
Positives Denken und Visualisierungen für ihn die besten
Methoden sind, um zur Erleuchtung zu kommen. Nils erzählte,
dass es für ihn zwei Hauptformen der Visualisierung gibt.
Zunächst erklärte er die Methode, auf den Kosmos, Gott, die
Ganzheit zu meditieren. "Bei der Visualisierung gibt es zwei
Möglichkeiten. Die eine besteht darin, sich mit dem Kosmos zu
identifizieren. Im tibetischen Buddhismus gibt es die Übung,
den Himmel voller Sterne zu visualisieren. Man kann auch die
Natur, die Bäume, die Tiere und den Himmel betrachten, um in
ein kosmisches Bewusstsein zu gelangen. Man kann allen
Wesen Licht senden, den ganzen Kosmos mit Licht füllen, sich
als eins mit dem Licht sehen und so sein inneres Glück
erwecken. Die zweite Methode ist der Vorbild-Yoga. Man
visualisiert sich als Buddha, Shiva oder Jesus Christus und
erweckt dadurch seine Kundalini-Energie. Bei dieser Technik
spürt man als erstes, durch welches Vorbild man heute am
besten in eine Erleuchtungsdimension hinein kommt. Ich stelle
dazu gerne immer passende Statuen auf meinen Altar oder

schaue mir ein Bild des erleuchteten Vorbildes an."

Nils erklärte darüber hinaus, dass es für ihn persönlich noch eine dritte Methode gibt, um zum inneren Frieden zu gelangen. Diese Methode besteht darin, ganz sich selbst zu leben und man selbst zu sein. "Ich habe festgestellt, ich brauche noch eine dritte Methode: Ich muss ganz der sein, der ich bin. Ich muss mit mir in Harmonie sein. Ich muss auf meine Art leben. Ich muss eine mir angemessene Lebensweise praktizieren. Ich brauche viel Zeit und Ruhe, ich muss etwas nach dem Lustprinzip leben, und ich brauche eine erfüllende Lebensaufgabe. Letztlich brauche ich einen tieferen Sinn, aus dem heraus ich lebe und den ich auf meine persönliche Art umsetze."

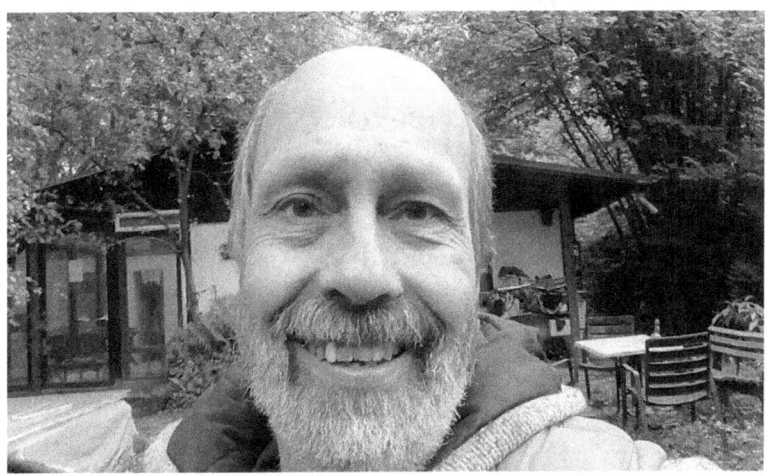

Yoga-Ausbildungen und Retreats

1. Zweiwöchige Yogalehrer-Ausbildung jeweils Ende Juli (auch für Menschen die zwei Wochen Yoga mit mir machen möchten, ohne als Yogalehrer zu arbeiten. Und für alle

Yogalehrer, die sich fortbilden und ihre Praxis vertiefen möchten. 200 € Unkostenbeitrag / Spende)

2. Spirituelle Therapie (eine Woche für alle psychologisch Interessierten. Der Schwerpunkt liegt auf therapeutischen Gesprächen, positivem Denken und spirituellen Übungen. Nicht geeignet für Menschen, die wirklich psychisch krank sind. Es ist eher eine Selbsterfahrungsgruppe. Ich biete auch Einzelgespräche an. 100 € Unkostenbeitrag / Spende)

3. Ausbildung zum Meditationslehrer/in. Eine Woche der Ruhe und der Meditation. Wir lernen verschiedene Meditationstechniken kennen und erhalten eine spirituelle Einweihung / Segnung. Wir finden den für uns persönlich passenden spirituellen Weg und die Übungen, die uns voranbringen. Eine Woche Gespräche, positives Denken, Meditation, Schweigen, Gehen, einfache Yogaübungen. 100 € Unkostenbeitrag / Spende.

4. Eine Woche feiern mit Yogi Nils. Waldspaziergänge, Meditationen, Yogaübungen, interessante Gespräche, gesunde Ernährung und spirituelles Singen. Es ist auch möglich an einzelnen Tagen oder am Wochenende teilzunehmen. Lagerfeuer am Abend und Chanten mit indischem Harmonium. Mitte Mai jedes Jahres. Kostenlos.

5. Yogalehrer-Ausbildung für Fortgeschrittene. 2 Wochen Mitte August ab 2018. Manche Volkshochschulen und Krankenkassen verlangen eine 200 Stunden-Ausbildung für Yogalehrer und eine Ausbildung über zwei Jahre. Deshalb biete ich zusätzlich zur grundlegenden Yogalehrer-Ausbildung ab

2018 noch eine Vertiefung an. Hier können wir unsere Kenntnisse auffrischen, vertiefen und noch einmal zwei schöne Wochen zusammensein.

Grundlagen

Die Basis meines Weges sind die fünf Grundsätze der Gesundheit (gesunde Ernährung, Sport / Yoga, Entspannung / Meditation, positives Denken, Vermeiden von Schadstoffen (nicht rauchen, kein Alkohol, keine Drogen). Wenn man langfristig nach diesen fünf Grundsätzen lebt, entsteht körperliche und seelische Gesundheit. Yoga ist für die meisten Menschen in der heutigen Zeit vorwiegend ein Weg der Gesundheit und Entspannung.

Meine zweite Basis ist die Glücksphilosophie und die Glücksforschung. Durch den Philosophen Epikur kam ich zum spirituellen Weg. Er lehrte das Leben in der Ruhe, die Genügsamkeit in äußeren Dingen, das positive Denken, das innere Glück und die umfassende Liebe. Gleichzeitig praktizierte er die Geselligkeit und die Lebensfreude.

Der dritte wichtige Punkt in meinem Leben sind meine Erleuchtungserfahrungen und meine spirituellen Einweihungen. Ich kenne das Ziel der Erleuchtung und kann euch helfen euren eigenen Weg dort hin zu finden. Meine Meister übertrugen mir spirituelle Fähigkeiten, die ich zum Nutzen aller Wesen einsetzen möchte.

Ich vertrete die Einheit aller Religionen. Ich glaube, dass die

Erleuchtung (das Leben im Licht) das Zentrum aller Religionen ist. Es gibt nur eine Wahrheit. Sie drückt sich in verschiedenen Formen und Wegen aus. Wichtige Vorbilder für mich sind Buddha, Jesus, Krishna, Laotse und Epikur. Meine wichtigsten Meister sind Swami Sivananda (Yoga), Satya Sai Baba (Hinduismus), Dalai Lama (Buddhismus), Bede Griffiths (Christentum), Amma (Amritanandamayi), Anandamayi Ma und Mutter Meera.

Ein Grundsatz im Yoga ist es spirituelles Wissen kostenlos weiterzugeben. Ich sehe mich insofern als Karma-Yogi (Bodhisattva). Die Ausbildungen sind daher kostenlos. Für Unterkunft und Verpflegung erbitte ich wie angegeben eine Spende. Eine Spende ist ein freiwilliger Betrag. Wer wenig Geld hat, darf auch weniger bezahlen.

Ich habe meinen eigenen Yogastil, den ich in 18 Jahren als Yogalehrer an der Volkshochschule gemeinsam mit den Teilnehmern entwickelt habe. Er ist leicht zu erlernen. Es ist eher ein sanfter Yoga. Wichtig ist für mich der Aufbau der spirituellen Energie.

Man könnte meinen Yogastil als Energie Yoga oder als kreativen Hatha Yoga bezeichnen. Der Schwerpunkt liegt auf der Gesundheit, einer leichten Gymnastik (insbesondere Rückengymnastik), der Energientwicklung, der Gedankenarbeit und der Entspannung. Ich verwende auch Elemente wie Gottheiten-Yoga (Vorbild-Yoga), Bhakti-Yoga (Meister-Yoga), Kundalini-Yoga und Bioenergetik. Letztlich darf bei mir jeder seinen eigenen Yogastil finden und entwickeln.

Mein zweites Standbein ist die Psychotherapie. Ich habe eine Ausbildung in Psychotherapie (kognitive Verhaltenstherapie, RET, Focusing). Ich habe viele Jahre therapeutische Gruppen an der Volkshochschule und in einem Gesundheitszentrum geleitet. Der Schwerpunkt der Ausbildung liegt auf der Selbsterfahrung, der Glücksforschung, dem therapeutischen Grundwissen, der Gesprächstherapie, dem positives Denken (Gedankenarbeit) und den Entspannungstechniken (Gehen, Yoga, Meditation, progressive Muskelentspannung).

Übernachten kann man außer bei mir (Haus, Holzhütte oder Zelt) auch im Hotel Kastanie. Dort kostet eine Nacht ab 76 €. Bei mir ist alles kostenlos. Ich rechne mit Gruppen von 5 bis 10 Menschen. Wenn wir mehr werden, können Zelte aufgestellt werden. Wenn jemand gerne im Zelt schlafen möchte, kann er das tun. Das ist Natur pur. Zelte haben außerdem den Vorteil, dass sie als Einzelzimmer verwendet werden können.

Das Haus ist kein Vier-Sterne-Hotel. Es ist einfach eingerichtet. Es geht bei den Ausbildungen nicht um einen kostenlosen Wellnessurlaub, sondern um die Spiritualität. Es geht um die Entwicklung von innerem Frieden, Glück und Liebe. Und ich bin auch kein Super-Guru, sondern eher unauffällig, freundlich und normal. Ich ziehe mich für die Ausbildungen in die Hütte am Fluß zurück und überlasse den Gruppen das Haus. Die Gruppen kochen selbst, machen selbst sauber und organisieren alles selbst. Keine Drogen, kein Fleisch, kein Sex, kein Alkohol, kein Rauchen. Männer und Frauen schlafen getrennt. So ist es im Yoga. ;-)

Zur Vorbereitung könnt ihr meine Bücher über Yoga und

positives Denken lesen.

Yoga und Meditation Von Nils Horn Paperback: 9,88 €

Positives Denken Grundwissen (kostenloses Ebook)

Derzeitiger Zeitplan

Mitte Mai 2017 eine Woche feiern, reden, musizieren, spazieren gehen, Yoga, meditieren, entspannen. Wir machen kreativ, was uns Spaß bringt. 13. bis 21. Mai 2017. Ihr könnt die ganze Zeit oder an einem der Wochenenden kommen.

Anfang Juni 2017 spirituelle Therapie, positives Denken, Gespräche, Selbsterfahrung, Meditation, Yoga. Spirituelle Techniken als Weg der Selbstheilung und Selbstfindung. 100 € Spende. Pfingstretreat vom 2. bis 6. Juni 2017. Freitag Anreise und Dienstag Abreise. Es ist auch möglich drei Tage von Samstag bis Pfingsstmontag zu kommen.

Ende Juli 2017 zwei Wochen Yogalehrer-Ausbildung (Yoga Grundwissen,Yoga Fortbildung, mit Zertifikat). Auch für Menschen, die einfach nur Yoga lernen, ihr Yogawissen erweitern oder eine Zeitlang mit einem Yogi praktizieren wollen. 200 € Unkostenbeitrag/Spende. 22.7. bis 5.8.2017

Anfang August 2017 eine Woche Meditation (viel Ruhe, Entspannung, Yoga, positives Denken, gehen, Bhajans singen. Meditationslehrer Zertifikat auf Wunsch). 100 € Spende. 6.8. bis 13.8.2017

Die Anreise kann im eigenen Wagen (Parkplatz vorhanden) oder mit der Bahn / Bus (Hamburg Hauptbahnhof, U-Bahn Ohlstedt, Bus bis Duvenstedter Trifftweg) erfolgen. Bettwäsche oder einen Schlafsack sollte jeder selbst mitbringen. Und möglichst auch eine Yogamatte. Und vor allem gute Laune. Das Ganze soll vorwiegend Spaß bringen. Und natürlich auch etwas Entspannung und Erholung. Und Erleuchtung wäre auch nicht schlecht.

Jeder erhält zum Abschluß ein Zertifikat. Je nach Ausbildung eine Ernennung zum Yogalehrer, Meditationslehrer, spirituellem Therapeut oder eine Teilnahmebescheinigung. Natürlich alles von mir persönlich unterschrieben und überreicht.

Anmeldung per Email an Nils.Horn@gmx.de . Bitte Bild mitsenden, damit ich mich auf euch einstellen kann. Wo möchtet ihr übernachten (Haus, Zelt, Gartenhäuschen)?. Nils Horn, Suurwisch 3, 22397 Hamburg

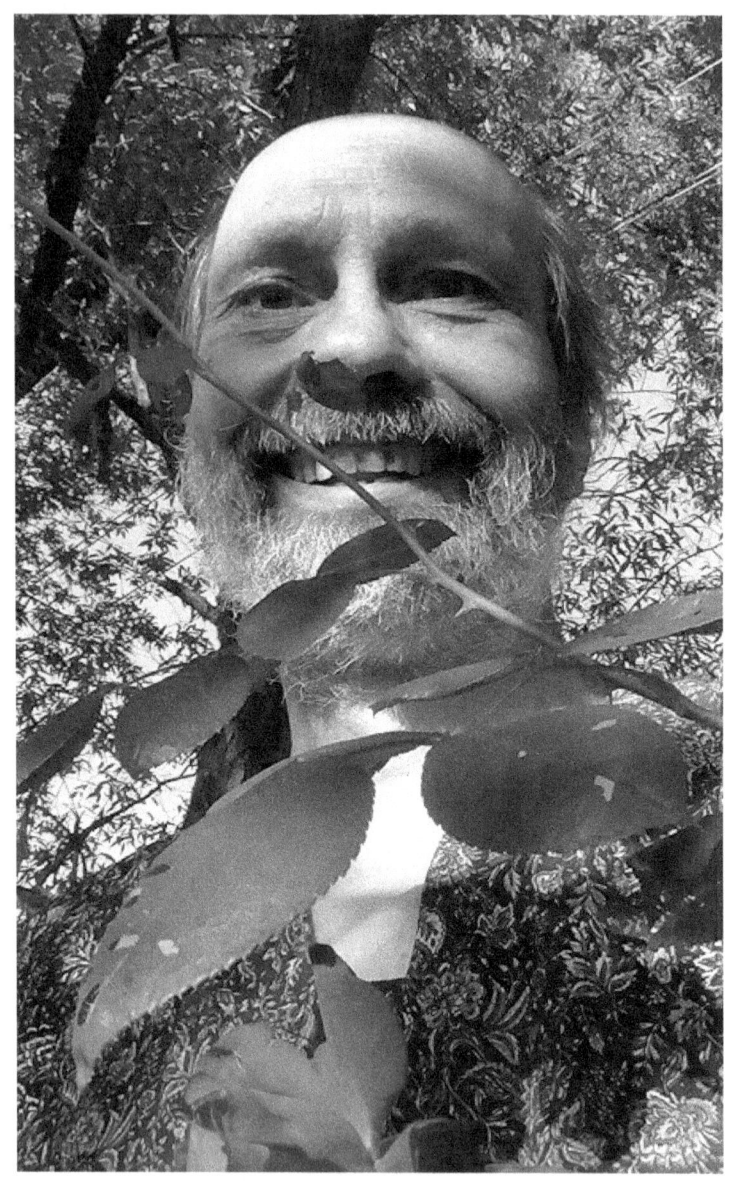

Liebende Güte Meditation

1. Entwickel ein Gefühl von Freundlichkeit und Wohlwollen

dir selbst gegenüber. Erinnere dich an einen Moment, wo du glücklich warst und dich wohl gefühlt hast. Denke: "Möge ich freundlich zu mir selbst sein. Möge ich mich wohl fühlen. Möge ich glücklich sein." Was ist dein Weg, damit es dir gut geht und du glücklich bist?

2. Stelle dir einen Menschen vor, den du magst. Wünsche ihm Glück und denke: "Möge es ihm gut ergehen. Möge er glücklich sein."

3. Denke an jemanden, den du nicht magst oder den du schwierig findest. Wünsche auch ihm Liebe, Frieden, Glück und Weisheit. Sende ihm Licht, bewege eine Hand und denke: "Möge auch dieser Mensch glücklich sein. Möge er Weisheit, Frieden und Liebe erlangen."

4. Stelle dir alle Menschen der Welt vor. Bewege segnend eine Hand, sende allen Licht und denke: "Ich sende Licht zu allen Menschen. Mögen alle Menschen glücklich sein. Möge es eine glückliche Welt geben."

5. Entspanne dich. Lasse die Meditation noch ein wenig nachwirken. Denke darüber nach. Identifiziere dich mit allen Wesen. Sieh dich als Vater und Mutter aller Wesen. Alle Wesen sind deine Kinder, die guten und die nichtguten. Wünsche allen Liebe, Glück und Frieden. Tue das, was du dazu beitragen kannst.

www.ingramcontent.com/pod-product-compliance
Lightning Source LLC
Chambersburg PA
CBHW060504290526
45791CB00001B/257